"学中医"系列丛书

学中医　用本草

顾　　问	王光英　　陈至立　　张克辉
学术顾问	颜正华
主　　编	邓杨春
副主编	白　晶　　刘畅鑫　　王东华
编　　委	（按姓氏笔画排序）
	于宏伟　　刘迪谦　　严利依
	沈文博　　张　锁　　郑伟达
	郭希勇

U0307765

中国中医药出版社

·北　京·

图书在版编目（CIP）数据

学中医 用本草 / 邓杨春主编 . —北京：中国中医药出版社，2019.2
（2021.4 重印）

（"学中医"系列丛书）

ISBN 978 – 7 – 5132 – 5206 – 5

Ⅰ.①学… Ⅱ.①邓… Ⅲ.①中医学—基本知识 Ⅳ.① R2

中国版本图书馆 CIP 数据核字（2018）第 222879 号

中国中医药出版社出版

北京经济技术开发区科创十三街 31号院二区 8 号楼

邮政编码 100176

传真 010-64405721

山东临沂新华印刷物流集团有限责任公司印刷

各地新华书店经销

开本 710×1000 1/16 印张 12 字数 202 千字

2019 年 2 月第 1 版 2021 年 4 月第 2 次印刷

书号 ISBN 978 – 7 – 5132 – 5206 – 5

定价 49.00 元

网址 www.cptcm.com

社 长 热 线 010-64405720

购 书 热 线 010-89535836

维 权 打 假 010-64405753

微信服务号 zgzyycbs

微商城网址 https://kdt.im/LIdUGr

官 方 微 博 http://e.weibo.com/cptcm

天猫旗舰店网址 https://zgzyycbs.tmall.com

如有印装质量问题请与本社出版部联系（010-64405510）

学好中医，才能用好本草：从神农谈起

中医是一门极其重视传承与历史的学科，所以中医人开始学习的时候必定要梳理中医药的历史，从而知道中医药的理论与实践的源头。

1. 中药是如何起源的

大多数人相信，中药是起源于人的本能，比如口渴了我们就会找水喝，饿了我们就会找能充饥的食物，寒冷了我们会找热的食物，而热了我们会找冰棒，这些都是人类自身带的功能，很多人也相信，在中医药的功效发现起源过程中，人类的本能欲望是至关重要的。

其实，这还远远不够，中药又叫"百草"，比如《大宅门》里面所谓的"百草堂"，其实就是说中药的大部分都是草药，虽然也有动物药，还有矿物药，但是我们的习惯认为草是最能代表中药的，所以第一本关于中药的专门著作就叫《神农本草经》。

古籍记载"神农尝百草，一日遇七十毒"，但是最后没有死，很多人认为是茶解毒，茶起了至关重要的作用，事实上并不一定对。首先，神农氏尝百草，这个百草是不是如现代所谓的"有毒"，还是一个问题。

"毒"，按照《说文解字》其实就是"厚也。害人之艸（草），往往而生"。有过农村生活经历的人都知道，一般来说能吃的、好吃的植物，都没有很厚的味道，都是比较淡，淡中带一点甜，而那些我们所谓的杂草其实都有比较厚重的味道。神农尝百草，尝的其实就是平时遍地都是的草，一日遇七十毒，其实就是吃了七十种难吃的草而已。当然，也不排除其中有番泻叶、附子之类的有毒的药物。而另外一方面，神农氏还是农业的鼻祖，他不但尝百草，还种植了百谷，在神农氏尝百草的过程中，发现了百草的毒性，但同时也挑选出了很多可以直接食用的植物用于种植，这样就慢慢开始形成了中华民族的农耕文明，为中华民族的健康与繁衍奠定了扎实的基础。

2. 中药为什么能治病

在判断一个药，或者一个方是否有效的时候，如果是医生，自然可以通过望闻问切来判断，但是如果是病人自己，如何判断呢？既可以通过喜好，也可以通过本能。

什么是本能？人中暑了就想喝水，因为喝水是可以减轻中暑症状的；天冷了，人就想吃热饭热菜，因为热饭热菜是可以供给更多热量的。人在又冷又饿之时，吃点面食或者米饭就可以保暖，这是因为人在又冷又饿之时呈现出一种气虚的状态，吃点面食、米饭，就是在补气，身体也就暖和了。

所以，只要用对了药，即使含有黄连的方子，病人喝下去都不会觉得口苦，但是一旦疾病缓解，再喝黄连就会马上觉得苦不堪言。比如，对于一个胃炎患者，如果开半夏泻心汤治疗，在患者的胃炎、胃胀、胃痛的症状没有消除之前，他吃药就不会感到难以下咽。但是吃着吃着，几天之后，症状缓解了，他就会发现，怎么味觉突然灵敏了，药苦得难以忍受。同样，对于月经不调还有宫寒的人来说，吃含有吴茱萸等热性药物的方剂，也会觉得味道还可以，但是没有宫寒的人，如果吃含有吴茱萸的方药，就会难以下咽。

基于此，我们判断一个药是否有效，可以根据服用后的感觉。比如，有的人反对抽烟，觉得抽烟有百害而无一利，所以痛恨抽烟。

但是，很多抽烟的人却反馈，抽烟可以使自己情志变好，只要一戒烟，就会出现身体不适，会出现各种疾病。现代医学总是趋向于用数据说话，用实验室研究数据说服别人，但是他们忘了真理是相对的，对于不同的人群，药物是有不同的作用的。说到底，我们需要明白中药为什么有效，为什么会使人疾病痊愈。

"天所敷为命，物所受为性"，所谓的"性"是中国哲学赋予实物最本质的特征，比如男女性别的差异，其实就是整个男人群体与女性群体最为重要的差异。人有人性，物有物性，所谓的性是一系列特征的系统总结，并不是单纯的某个特征表述。比如，男性与女性，性不一样，生活方式就不一样，性格不一样，等等。

男性与女性之间，就存在一个互补的原则，在互补的原则下又会寻求一个同质，也就是我们经常所谓的"三观"，没有男女的互补，三观再一致，也很难亲密结合（同性恋除外），所以《周易》认为"二女不同行"，就是这个道理。中草药对人体的作用，也是一样的。

首先，中草药之所以能够治疗人体的疾病，是有一个基础的，这个基础就是大自然的最基本的法则，按照现代科学理论来说就是组成各种物质的基本元素都是一样的。人体的所有营养物质都是从大自然摄取的，人体内没有一种元素是大自然没有的。按照中医的理论，就是说人体与大自然本来就是一体的，也就是所谓的"天人合一"，这个是人与中草药的同质性。

有了同质性，才有互补性，也就是中医理论中的"热者寒之""寒者热之"等，这就是中草药治疗疾病的一个基础，在此基础上才能进一步分析药性。

3. 药性运用正确才是中药疗效的核心

刚开始学医的，只要不是学院派的，都背过"药性赋"。很多人将药性赋理解成一篇文章，其实我更多时候是将这篇文章理解成一个阐述药性的过程。所谓的"赋"，就是天所赋为性，性赋包含的东西太广了。

　　药性有四气、五味、升降浮沉，等等，所谓的四气，其实就是寒热温平，药性无非这四种，当然要细分，也可以再细分成其他的药性。寒性的药物，很多时候会让人感觉一身冰冷，比如冬天喝冷水，喝下去之后，对于很多肠胃不好的人来说就是泻药，这就是寒性。有的时候，尽管是大夏天，喝点黄芩、黄连、大黄水，就会打寒战。这就是药性，药性给人体带来的改变，同时也在治病。所谓的药性，就好比人分男女，药性一定，就会有很多其他的性质发生变化。热性的药物，有时也有升的特性，这是热性赋予药物的功效，而且这些功能都是整体性的，不会只是作用在某个脏腑。

　　另外就是在性定的基础上，还有一些升降浮沉的差别，比如同样是甘草，都是甘平的，但是甘草梢与甘草本身之间的作用，就有很大的区别。同样是当归，当归尾与当归身又有很大的差别。按照中医的归纳总结，几乎所有的花药性都是升的，但是有一种花却是降的，比如旋覆花。几乎所有的根药性都是降的，但是也有的根是升的，比如我们常见的葛根。升降浮沉的作用，其实归根结底还是人体的气机与大自然的气机的一致性。

　　药性，确保了药物能够中和人体所患疾病的寒热，而五味则决定着药物能够进入哪个脏腑。

　　比如，肝脏寒，那么就必须用热药，但是热药分很多种，比如有苦性的热药，有酸性的热药，还有甘性的热药，在这些热性药物中，中医就会偏向于选择酸味的热药，或选择咸味的热药。同样，如果是脾胃虚寒，需要滋补脾胃，但是滋补脾胃也分清补、温补，这个时候也要在性味上做功夫。甘温的药物滋补脾胃是最好的，比如李东垣所创立的补中益气丸，其中甘草、党参、黄芪就是甘温之药，滋补脾胃就能达到很好的效果。

分了脏腑，有时就必须分升降浮沉，比如气虚下陷，出现子宫下垂等情形，虽然是虚寒证，但如果只是用大量的附子、肉桂一味温补，很有可能效果不明显，有的时候还会加重病情。但是，此时如果用一些提升气机效果比较明显的药物，比如葛根、升麻、柴胡，就会取得很好的疗效，这就是升降沉浮理论对于正确运用中草药的重要作用。

4. 精准医疗并不时髦，中医向来都是精准用药

中医药的发展经历了很长的时间，用药也是经过很多经验总结才有现代的中医药体系。比如，在《神农本草经集注》中就总结了不同疾病的通用药，头痛，那就可考虑川芎、藁本、羌活、独活、细辛、菊花，等等，这些都是临床实践的总结。

到了金元时期，由于经络学说的大发展，本草分经学说也开始慢慢形成，虽然其中的理论并不是完美无缺，但是能够非常高效地指导我们使用中药。

针灸学说里面有一句话"宁失其穴，勿失其经"，一个疾病的治疗，可以在选穴上有所偏差，但是只要选对了经络，或多或少都会有一定的疗效，先贤们于是将这种关于经络的理论移植到了中草药的理论之中，也就是中医药的本草分经。

比如，最明显的就是藁本、羌活、独活治疗头痛，它们所治疗的头痛的特色是不一样的，藁本治疗的是头顶痛，按照经络理论，这个痛是属于厥阴经的，所以藁本的分经就是厥阴经。同样治疗风寒头痛，羌活与独活治疗的就不一样，独活治疗的是少阴头痛，而羌活治疗的则是太阳头痛，这就是本草分经理论对中医药临床实践的实际指导作用。

其实，在用本草分经理论指导临床的时候，有时非常灵，有时候效果也一般。但是，总体来说，本草分经学说对于中医药用药的理论是一次非常大的补充，更是一种创新。

5. 单方好还是复方好

有一天一个朋友感冒了，我就关怀地问她吃药了么？她说吃了，然后跟我说，医生开了：左氧氟沙星片、头孢、北豆根、银柴胡口服液。

如果按照西医的有效性检测，也就是说要有一个确定的单体，可以通过实验检测到如何作用于人体，如何减轻病人的痛苦。但是，这个医生给病人开的方，如果万一治好了疾病，如何确定是哪个药发挥了作用？

所以，不证自明，中医药在单体、单方、复方这条路上，已经远远走在现代医学前面了。

以我们最熟悉的甘草为例，其实甘草已经有很多作用了，甘草含有的单体又非常多，每种单体其实都有自己的独特作用，但并不影响甘草作为一个综合体治疗各种疾病。比如，治疗咽喉痛，治疗脾胃虚，很重要的方式就是解毒，各种有毒物质都可以用甘草解。

甘草一变，就变成了复方，比如用陈皮和甘草组合，治疗痰气病；桂枝与甘草组合，治疗心悸，以及因为出汗过多导致的心阳虚证；黄连与甘草组合，治疗因为湿热导致的中焦痞满、腹泻；桔梗与甘草组合，治疗少阴病咽喉痛；芍药与甘草组合，治疗各种肝失疏泄导致的筋脉疾病；大黄与甘草组合，治疗阑尾炎等导致的呕吐，或者便秘导致的呕吐，等等。甘草与其他药物还有很多组合，这就是中医的精髓之一，本来是中医药的特色优势，但是在现代医学体系中，却成为了一个致命的弱点。

复方的作用，就是君臣佐使的作用，"今合和之体，不必偏用，自随人患苦，参而共行。但君臣配隶，应依后所说，若单服之者，所不论耳。药有君臣佐使，以相宣摄。合和者，宜用一君、二臣、五佐，又可一君、三臣、九佐也"。

君臣佐使之间，存在着分工与合作，有的药治疗疾病功效不够强，所以需要臣药加强其作用，有的时候出现副作用，必须要用一些反佐之药，有的时候还会需要引经报使，所以要加一些引经药，君臣佐使之间密切配合，这才导致了中医药的"效如桴鼓"，才能一剂知，二剂已。

6. 药物配合有禁忌

随着临床和实践的发展，现代医学也慢慢总结出了不少经验，比如喝酒的时候不能吃某某药，某某药不能与什么药同时服用，等等。中医在发现与验证中药疗效的长期过程中，也发现了药物之间存在的各种相互作用。具体而言，各种药物有相互促进的作用，有相互制约的作用，有相互之间消除毒性的作用，总之药物之间存在着各种关系，这些关系是在临床中必须考虑的。

陶弘景说：药"有单行者，有相须者，有相使者，有相畏者，有相恶者，有相反者，有相杀者。凡此七情，合和当视之。相须、相使者良，勿用相恶、相反者。若有毒宜制，可用相畏、相杀，不尔，勿合用也"。所谓的单行就是单方，所谓的相合就是复方。

相须，就是两种药之间会存在一定的促进作用，功能类似，一起使用使得两种药都能很好地发挥作用。比如，用于发汗的麻黄与桂枝之间，麻黄发表，但是麻黄的发表是皮表，桂枝的发表则是肌表，两者虽然有深浅的差别，但是肤表的发汗少不了肌表的津液支持，肌表的发汗也少不了肤表的玄府开窍。又比如，龙骨和牡蛎，龙骨的主要作用是镇惊安神，同时有一定的收涩作用，牡蛎则收涩作用更为明显，也具有镇惊安神的作用，两者在一起，就可以更好地发挥功效。再比如，金银花和连翘，金银花的解毒清热功能更强，而连翘则宣透清热功能更强，两者联合使用则可以起到协同作用。

相使，则与相须有一些差别，相须是两者都是主药，而相使则有主次之分，比如经常用黄芪治疗水肿，在黄芪治疗水肿的时候加入茯苓，这个时候就会出现黄芪功效增强的作用。

相畏，是中医临床中一个非常重要的原则，吃药一般都不能犯十九畏，所谓的相畏，就是药物的药性被另外一种药物抑制，以至于不能正常表现自己，比如我们开始学中医的时候必须背诵的十九畏歌：

"硫黄原是火中精，朴硝一见便相争。水银莫与砒霜见，狼毒最怕密陀僧。巴豆性烈最为上，偏与牵牛不顺情。丁香莫与郁金见，牙硝难合京三棱。川乌草乌不顺犀，人参最怕五灵脂。官桂善能调冷气，若逢石脂便相欺。大凡修合看顺逆，炮爁炙煿莫相依。"

五灵脂与人参一起用，就会减轻人参的功效，这个时候就会使人参白白浪费，所以很多时候都不能一起用。但是，也有的时候会同时使用，比如朱丹溪就用五灵脂与人参一起用，治疗妇科闭经。

又比如，"硫黄原是火中精，朴硝一见便相争"。硫黄是还原性很强的单质，遇见朴硝，就发生化学反应：$2Na_2SO_4+S=2Na_2SO_3+SO_2\uparrow$，这样硫黄就消失了，还产生了亚硫酸盐，对人体也没有好处。

最要紧的是十八反，一般情况下，不准许出现十八反，这是开始学医时，开方之后必须检查的药物，每一次开方都要检查十八反，必须背诵一遍。一般认为，十八反是有一定毒性的，所以必须在临床上禁止。但是，也有的专家认为，十八反不一定就有毒性，所以也支持十八反的药物一起使用。不管如何，古人提出十八反肯定有一定的缘由，有一定的道理。所以，还是有必要在现实生活中注意。

最后一个需要重视的就是"孕妇禁忌药物"，虽然孕妇需要禁忌的药有很多，但是总结起来，主要有以下这些：

蚖斑水蛭及虻虫，乌头附子与天雄，野葛水银并巴豆，牛膝薏苡与蜈蚣，三棱芫花代赭麝，大戟蝉蜕黄雌雄（雄黄、雌黄），牙硝芒硝牡丹桂（肉桂），槐花牵牛皂角同，半夏南星与通草，瞿麦干姜桃仁通，硇砂干漆蟹爪甲，地胆茅根土鳖虫。

这些药物大多是活血化瘀行气的药物，其实只要是大泄大补的药，都不能大量使用，而以活血化瘀的药物最需注意。

当然，中医用药也不是所有时候都按照这个来执行，《黄帝内经》里面就有一个原则"有故无殒",也就是说孕妇生病了,该用什么药就用什么药,比如《金匮要略》的桂枝茯苓丸治疗怀孕下血证,也就类似于现代的子宫肌瘤怀孕,并没有太大的危害。

很多时候,怀孕流产不仅与单因素有关,只要肾气充足,用少量的活血化瘀药物也不会有大的影响。但是,对于气血虚、肾虚明显的人,就必须注意了。

7. 食疗与养生

其实中药本草的使用,说一千道一万也说不完,里面有很多问题与注意事项,但是对于很多人来说,食疗就是非常好的养生方式。

食疗又分成两类,一种是"禁止食用",比如痛风者不吃海鲜,腹泻者不吃生冷食物,等等;一种是"主动吃",比如寒性体质的人可以多吃姜之类的温性食物,而体热之人则可以考虑多吃一些生冷食物。

其实,古代的辟谷并不是什么很高端的事情,只是没有粮食了,不得不吃五谷以外的食物充饥,而在食用这些本草的时候发现,这些本草可以使人体机能变好。所以在本草知识发展到了明代的时候,就有人编撰了一本专门指导如何在灾荒年份食用五谷以外的食物,从而维系人体正常的生命活动,这本书叫《救荒本草》。

说到底,养生还是一个漫长的路,本草的使用很多时候能够增强我们的机体功能,但是最终能否健康,还必须合理用药。

正确使用中草药,需要很强的辨证功底,特别是了解疾病的病性病位,了解人体五脏六腑的功能,了解人体气血的运行状态,有时还要了解气候因素、情志因素,等等。其中,药性的四气五味和经络对人体的作用等都是运用好中草药的关键点。

一句话,欲用好中草药,须有扎实的中医基础。

邓杨春

2018 年 11 月 16 日

学中医 用本草

第三章　肾系疾病适用本草 / 71

第四章　肺系疾病适用本草 / 97

目
录

学中医 用本草

第一章

心系疾病适用本草

1. "外伤圣药"三七，治血疗伤有奇功

三七近几年成为了中医界的宠儿，很多人都迷恋服用三七。一方面说明三七真的效果不错，另一方面也说明三七经济效益不错。我一般不愿意写热点的药，不想推高药价，加重老百姓的负担，但是有的时候也会说一些真话。三七真的有这么好，而且价格还不算太高。

三七是怎么来的

李时珍《本草纲目》记载："三七，近时始出，南人军中用为金疮要药，云有奇功。"李时珍是明代中叶的人，三七在那个时候出现，说明以前的中医很少用三七。

自此之后，三七开始在中国大受欢迎。其实，三七算是一个舶来药，当时的中原地区没有这种药用植物，只有现在的云南地区才大量生产。

三七有什么功效

对于三七的作用，大多数都是围绕在其能够活血化瘀，而且还能补血生血，但是没有破血的弊端。

其实大家有所不知，三七有一种土腥味，是中医里面非常重要的补土的药。《本草纲目》云："大抵此药气味温甘微苦，乃阳明、厥阴血分之药，故能治一切血病，与麒麟竭、紫矿相同。"味甘温，可以补脾胃，这个才是三七有别于其他活血化瘀药的重要特点。

三七是外伤圣药

《本草纲目》记载三七能够"**止血，散血，定痛**。金刃箭伤，跌仆杖疮，血出不止者，嚼烂涂，或为末掺之，其血即止。亦主吐血、衄血、下血、血痢、崩中、经水不止、产后恶血不下、血运、血痛、赤目、痈肿、虎咬、蛇伤诸病"。这些记载证明了古人运用三七是非常广泛的，也是非常有功效的。

笔者曾经受过伤，用三七粉外敷，效果确实不一样，疮愈快，长肉也快。

三七内服有什么功效

现代人推崇三七，关键在于三七能够活血化瘀，对于很多三高患者，对于妇女养生，对于心脏病，对于有胃病、有瘀血的人都非常好。

随着年纪的增加，很多老年人因为元气不充，开始慢慢形成瘀血，所以对于很多人来说，活血化瘀就可以消除一半的疾病了，特别是心脏病、瘀血作怪的疾病、经络不通的疾病后遗症的恢复和预防。

 禁忌

因为三七是甘温的药，所以三七一般适合用于体寒的人，如果是体热之人，服用之后反而不好。

 2. 药食同源葛根，解酒止泻，活血壮阳

中药是一个伟大宝库，里面有很多宝贝，其中最为人所称道的就是药食同源的食材。有一个非常好的食材，一直被南方人食用，很多人却不知道，它的名字叫作葛根。

葛根是藤本植物的块状根，肉质多汁，在各地山谷都可以采摘到，却有诸多神奇功效，可以说是现代病的标准配置。

 解酒

葛根有诸多疗效，其中最为人称道的一个就是解酒，古代有一个专门用来解酒的方叫作**葛花解酲汤**，其中的君药就是葛根之花，同理葛根也有解酒的作用，所以针对很多喝酒的人士，葛根是平时饮酒后的一个非常好的膳食食品。

 止泻

葛根为众人所知的第二个功能就是治疗腹泻，特别是湿热型的腹泻，很多人腹泻用祛湿的药效果不显，但是用点葛根就能好。中医里面有专门治疗湿热腹泻的葛根黄芩黄连汤，治疗现代的痢疾效果非常好。

治颈椎病

葛根在《伤寒论》中经常用来治疗颈部不适、项背紧等疾病，其中有两个方就是专门为颈椎病而设的，一个是葛根汤，一个是桂枝加葛根汤，它们有一个共同特点就是以葛根为君药。

缓解心脑血管疾病

葛根治疗颈椎病的一个重要作用原理就是能够升人体津液，通畅血脉，而这对于心脑血管疾病患者来说也是非常需要的。中医有一个名方叫作葛红汤，专门针对心脑血管疾病，疗效显著。

壮阳

葛根的主要功效，在《神农本草经》中还有一个"能起阴气"。其实古代的所谓起阴气就是可以壮阳，能够使人体血液流转更加通畅，性功能自然就能够恢复。广东人在煲汤的时候就经常放一些葛根，这种养生方式是非常好的。

葛根的好处不只这么几个，还有很多，比如可以治疗发斑、糖尿病、感冒等，但是在食疗食养中，以上几个是我们应该重点关注的。

禁忌

葛根在药性上是升提的，所以当人体的气聚于上焦的时候使用就必须注意，其中以中焦有湿热最为不可，这类人吃了葛根之后会出现头晕的现象。所以有"多用反伤胃气"之戒，但是控制一定量，还是可以起到很好效果的。

3. 朱砂为何叫作"辟邪圣药"

对中国历史和民俗有所了解的人都知道，朱砂是用来辟邪最多的中药，不管是镇邪还是人受了惊吓，都会用到朱砂，为什么朱砂会成为最好的选择呢？

中国古代将世界分成两个，一个是看得见的，属于明，一个是看不见的，属于幽。对于大多数神秘的东西，因为条件及知识的限制，很多人把它归结为幽，也就是我们不了解的，不能看见的东西。

何谓邪气

邪气有两种定义：一种是广义的，广义的邪气其实就是说正气之外的都算邪气，所以中医说"正气存内，邪不可干"；一种是狭义的，狭义的邪气其实就是指无法用现有的知识理论体系解释且对人有伤害的东西。

邪气主要伤什么

邪气，说白了就是看不见的东西，且对人体有很大的伤害。如果是看得见的伤害，就有可能是刀伤、剑伤等，伤的是人体的机体；看不见的伤害，则多半是精神层面的，比如现在所谓的精神抑郁症，这些无法用常识解释的东西就是我们所谓的"中邪"了。

情志疾病的主要原因是什么

中医将情志疾病的根本原因归为五种，即所谓的"怒喜思悲恐"，分别对应五脏，而五脏又各有所藏，心藏神，脾藏意，肾藏志，肝藏魂，肺藏魄，如果五脏出现了问题，那么精神魂魄就会出现问题，就会出现情志上的疾病。

对于情志上的疾病，难以治愈，现在的科学也解释不清，只能将其归结为几个大体的原因，且对其认识还停留在表面，没有洞彻其本质。

朱砂主要治疗情志疾病

了解中医的人都知道，朱砂是一个非常好的镇静安神的药，"**主身体五脏百病，养精神，安魂魄**，益气，明目，杀精魅邪恶鬼，久服通神明不老"。朱砂可以治疗五脏的各种疾病，养精神，安魂魄，还可以治疗一些不明原因导致的精神疾病。

正是因为朱砂有很好的治疗情志疾病的作用，所以可以用它来纠正人体不良的精神状态，这其实就是所谓的"辟邪"。

为什么朱砂不用吃，放在身边也能辟邪

在中医理论中，中药有性、味、气、质，各有各的作用，有的药用其形，

有的药用其气，有的药用其质，**把朱砂放在身边其实就是用其"气"。**

因为朱砂是红色的，属于火，火是阳之精，能够平衡阴气，所以人得了阴气太重的疾病可以用朱砂治疗，使阴阳二气很好地得到平衡，正因如此，对于民间所谓"鬼魅"之类的阴性疾病就可以预防了。

4. 养心安神，健脾除湿，辟谷美容，"仙药"茯苓都搞定

茯苓是中医药中的"仙药"。古往今来的很多养生大家都以茯苓为养生要药，中医中的名方大多都有茯苓作为臣使之药，最为难能可贵的是，茯苓性味平淡，兼补五脏，服用起来没有太大禁忌，而且还有很多意想不到的功效，主要有五大功效，接下来就跟大家分享一下：

美白祛斑

茯苓可以做面膜，与蜂蜜一起，在面膜上涂抹，然后使用，可以治疗脸面雀斑点点。据宋代《太平圣惠方》记载"**治面黑及产妇面如雀卵色。用白茯苓末，蜜和敷之**"。说白了，一般妇女面色黑，不好看，就可以用茯苓外敷，如果是已经生产的妇女则可以用之治疗黄褐斑、雀斑，对于现在热衷于做面膜的人来说，茯苓是非常不错的。《肘后备急方》对茯苓也有详细记载（屠呦呦教授正是受了这本书的启发才发现了青蒿素，获得了诺贝尔奖），书中记载"姚氏疗皯，茯苓末白蜜和涂上，满七日即愈"。

延年益寿

古人服茯苓，可日食一块，能够"百日后肌体润泽，服一年后，可夜视物，久久食之，肠化为筋，可延年耐老，面若童颜"。古人要长生不老，就要服用茯苓，《仙经》记载服食茯苓非常重要。《证类本草》云"其通神而致灵，和魂而炼魄，明窍而益肌，浓肠而开心，调荣而理胃，上品仙药也。善能断谷不饥"。

除湿健脾

茯苓作为除湿的常用药，经常用来治疗中焦湿气重，不管是湿热还是寒

湿，皆可用茯苓。"能开胃止呕逆"，对于因湿气重而导致的胃口不佳，因中焦有水饮导致的呕逆都有非常好的治疗效果。

养心安神

茯苓安心神，补心血，很多因为心脾两虚或者是心血虚或者是水气凌心的心悸患者，或者说是心律不齐的人，都可以服用茯苓，所以《本草纲目》说"善安心神"，只要心神安，很多因此而失眠的人都可以得到很好的调整。

补肾强肺

茯苓能够很好地补肾，"补五劳七伤，安胎，暖腰膝，开心益智，止健忘"，只要肾气充足了腰膝也就健康了，同样的，肾气充足就会有强旺的记忆力。茯苓对肺也有很好的辅助作用，在经方中就有杏仁茯苓甘草汤专门治疗气喘，《本草纲目》也记载茯苓"主肺痿痰壅"，就是说茯苓可补充肺气不足的缺陷，恢复肺气的宣发肃降功能。

禁忌

绝大多数的中药材都不适合长久服用，也不适合单独服用，都有偏性，然而茯苓却是难得一见的中庸药材，没有寒热偏性，所以很多人都可以服用。

然而，茯苓还是有一个偏性，那就是不能见酸，忌讳与酸味的食物一起吃。所以《本草纲目》提醒"忌酸及酸物"，酸菜能解药，吃了茯苓就不能再吃酸菜了。

☯ 5. 合欢解郁，萱草忘忧

笔者本科学的是生物学，因为家传中医的缘故，后来才上中医药大学，所以对植物非常有感情，什么植物是什么花程式，哪个科，哪个属，上课时都要求记诵，可惜那时基本功不牢固，后来学中医，同样是背诵，但是这种背诵却很有趣，因为可以结合生活实际。

有的时候，会感觉老天真的很不公平，为什么有的人长得那么美丽，活得那么潇洒，还很受人欢迎，而其他人则相反。在植物界也有这么一种植物，非常让人羡慕，那就是合欢。

早在魏晋南北朝时期，嵇康就写了非常有名的《养生论》，书里提到了一种植物，那就是合欢。"合欢蠲忿，萱草忘忧"，其实合欢也有忘忧的效果。合欢具备很多作用，《神农本草经》早就记载了合欢皮、合欢花的主要功能"安五脏，和心志，令人欢乐无忧"。

一是用于治疗失眠。对于很多失眠的人来说，用点儿合欢泡水喝，不仅可以疏肝解郁，还能缓解失眠的症状。

二是活血化瘀。《本草便读》记载"合欢能养血、活气、通脉"。对于气滞血瘀的人来说，可以在泡茶的时候稍微放点合欢，就可以有利于气血运行。

三是明目消风。《四川中药志》记载"合欢能够合心志，开胃理气，消风明目，解郁安神，治失眠，调肾虚"，功能之全可谓是现代亚健康状态的黄金食品了。

现在各个菜市场或者干货市场都能够买到合欢皮，或者合欢花，长得那么漂亮还有那么好的药效，也难怪那么受欢迎！

☯ 6.桃枝辟邪，癫狂克星

桃枝可以辟邪的说法，对于中国的老百姓来说，肯定是不陌生的，但是很少人知道为什么桃枝可以辟邪，而李枝为什么不可以？其中必定有奥妙之处，只是我们不知道而已。

在中医而言，以前是相信有鬼神之物的，早在《周易》之中就有所谓"精气为物，游魂为变"的说法，其实就是中医的宇宙观，古中医内有祝由科，很多疾病一开始都可以祝由而已矣，但因为各种原因，后来在官方学院派渐渐式微，但在民间仍可不时窥见一丝半缕。

其实，在上古时期，巫是最神圣的职业，以至于《尚书》记载，巫咸居然可以训斥夏代的王。这哪是什么用常理可以描述的？其实，古代的巫具备通天人的功能，所以对人间的事很有话语权，民众都信仰巫师。后来中医从巫医这个类群中分化出来。就好比现代的化学，其实也是从古代的炼丹术分化出来的，我们不能说化学是先进的就忘了过去，其实有一个阶段化学也是迷糊的。

中医有了一整套理论之后，很多神秘的东西就可以非常明白地解释了，比如所有的人类精神状态，都可以用魂魄神精等概念加以解释。

中邪其实是神志问题，主要与心神、肝魂有关

在中医的观念中，心主血，神舍于血，肝藏血，藏魂，所以神与魂的问题都与血有关，比如做噩梦其实就是肝血出了问题，需要清肝补血，而甚者恍惚失去理智，其实就是心神出现了问题，这个时候也要用活血化瘀的方法将血液中的浊气清理干净，就可以非常好地治疗情志疾病。

桃枝辟邪，活血化瘀

中医认为"桃为五木之精，其枝、叶、花、仁，并能辟邪"，其实关键的在桃树的桃枝、桃仁等都具有活血化瘀、清肝理气的作用。

《本草纲目》云："桃仁，苦以泄血滞，甘以缓肝气而生新血，通大肠血秘。治热入血室（冲脉），血燥血痞，损伤积血，血痢经闭，咳逆上气（血和则气降），皮肤血热，燥痒蓄血，发热如狂"，所以中医在治疗瘀血类症状的时候，很多情况下都会加桃仁，只要加上桃仁，很多顽固的瘀血都可以祛除。桃枝、叶、花都有类似的作用，只是桃仁的效果好一些，所以小孩子小时候会带一个锁，用桃核做成，主要原因就是可以活络经脉，也就是所谓的辟邪！

古书记载了一个医案：范纯佑女，丧夫发狂，夜断窗，登桃树食花几尽，自是遂愈，以能泻痰饮、滞血也。其实中医所说的如狂、发狂之类的疾病都是肝气郁结产生瘀血，从而导致情志疾病。

不吃桃枝，为何也能辟邪

其实中医中药未必要口服，有的时候就是用药的气，闻一闻也有效，有的时候就是放在身边也能达到效果，只是放在身边的效果来得没那么快而已。

7. 遍野金黄油菜花，活血化瘀又通便，清火解毒疗效佳

每到春天，江南的油菜花便成为了一道亮丽的风景，每当这个时候都是我们上山下田里玩耍的好时机，当然，那是小时候，长大后，便有很多人对油菜产生了好感。有的地方居然仅仅以油菜花闻名全国，比如婺源，很多人一聊起婺源，就会说"婺源的油菜花好漂亮"，只要是油菜花，都很漂亮，又岂止婺源的呢？

油菜既是蔬菜也是中药

首先，油菜这味中药本来不是中原地区的，是从西北少数民族地区引进的，所以也叫作胡菜，江南地区种植油菜主要的用途就是油菜籽可以榨油，这种油比较香，吃起来口感也好。

其实，油菜本身也是一味很好吃的菜肴，很多餐馆都有油菜，不仅仅如此，它还是非常好的中药，有很多意想不到的功能。

治疗疮疡（丹毒）

油菜又叫作芸薹，有活血化瘀、清火的作用，所以皮肤上出现的局部感染，比如局部长包，红肿热痛，就可以用油菜叶捣汁外敷，效果堪夸。

《本草纲目》记载"赤火丹毒，用芸薹叶捣烂敷涂"，"天火热疮（初起如痱，渐如水泡，似火烧疮，赤色），用芸薹叶捣汁，调大黄、芒硝、生铁衣等分，涂疮上"，"风热肿毒，用芸薹苗叶根、蔓菁根各三两，研为末。以鸡蛋清调和贴上，即可消肿。无蔓菁，用商陆代，甚有效"，"瘭疽（生在手足背等处，累累如赤豆，剥之则汁出），用芸薹叶煮汁服一升，并吃干熟油菜数顿，少加盐醋。病在冬日，则用芸薹子研水服"。

油菜除了外敷，内服亦可治疗丹毒，还可以治疗火烫伤、烧伤，疗效也非常好。

治疗便秘

很多便秘患者其实都是因为经脉不通，导致气血流转不开，所以导致了

便秘，而治疗便秘患者时一般都会在补气血的基础上加上一点活血化瘀、通便的药。芸薹便有这种疗效，《随息居饮食谱》记载：芸薹可以破结通肠。对于白领一族，平时多吃点油菜，对于润肠通便是非常有好处的。

活血化瘀

油菜之所以有那么多的功能，跟它能够活血化瘀的功效是密不可分的，《开宝本草》记载：芸薹可破癥瘕结血，又说"血痢腹痛，用芸薹叶捣汁二合，加蜜一合，温服"。所以，对于有子宫肌瘤、子宫息肉、肠胃炎的患者，平时可以多吃一点芸薹，毕竟这种菜既可以下饭，也可以治疗疾病，大家何乐而不为呢？

8. 盆中景天，解毒防过敏

大家身边肯定不乏一些皮肤到处是红疙瘩的朋友，或者是青春痘长久不愈，或者是皮肤上火持续不退的朋友，对于这类皮肤病，也许很多人不知道为什么！

但是，中医将这类皮肤病称为火毒，主要就是因为身体里面的火气太甚，造成了"火刑金"，而且越是热的年份，这种状态越会加重，就有点像小孩子发疮疡一样。

为什么小孩子容易发疮疡、疖子

俗话说"小孩屁股下面一团火"。南方地区下雪天，大人们都躲在家中取暖，但是小孩子却非常顽皮地到地里打雪仗，而且乐此不疲，何也？因为小孩子阳气旺盛，不怕严寒，随着人的年龄越来越大，大多数人的阳气也越来越虚，所以疮疡、疖子一般都是小孩子容易长，而大人则没那么容易长。

对这种"火毒"，有什么特效药

中医讲："少火生气""壮火食气"，火气温温便对人体有利，因为人没有了火气就无阳气，人体就虚了；但是，如果火气太旺，则会耗散身体的正气，对人不利。

针对各种火气太旺导致的皮肤长红点、疖子、疮疡，中医有一个非常好的药，那就是景天，就是很多地方当作盆景的景天。景天有很多名字，又叫活血三七、八宝、胡豆七、大打不死、戒火、慎火、火母、据火、救火、慎火草、护花草、拔火、谨火、挂臂青、护火、辟火、火丹草、火焰草、八宝草、佛指甲、火炊灯、绣球花、跤蹬草、土三七。

看到这么多名字，你是不是昏了？没关系，总结一下，主要有两方面，要么是与火有关，要么与血有关，所以景天就是泻火凉血的标配。

《本草纲目》记载景天"味苦、酸，平，无毒。主大热火疮，身热烦，邪恶气，诸蛊毒，痂疕，寒热风痹，诸不足"。总结一下，此药有两大功效，为治皮肤病的良药。

景天治疗各种火毒皮肤病

《药性论》说景天能治风疹恶痒，主小儿丹毒及治发热惊疾。正是因为它能治疗火毒，所以传言景天可以辟火。

凡是疮毒及婴孺风疹在皮肤不出者，生取景天苗、叶 500 克，和盐 300 克，同研，绞取汁，以热手摩涂之，一日两次。只要是热毒丹疮，皆可如此用之。

景天治疗过敏性皮肤病

过敏性皮肤病在中医又叫作瘾疹。平时没事，遇见变应原就会顿时发作，所以叫作瘾疹。原因也是火热太甚，遇见这种就可以用景天。

以景天 500 克，捣绞取汁，敷上后用热水袋加热，如此来回几次，一般即可缓解。也可以晒干为末，水调。该法也可以治疗游风、皮囊炎等。

9. 农村山谷美丽的独角莲，却是去瘢痕、脸部疾病的良药

相信很多人都见过独角莲，一般长在阴湿的林下、山涧、水沟和农田中。小时候还以为这种东西是芋头，但是又不是，因为不能用来食用，经常被当作废物糟蹋掉，直到我学中医之后才知道农村到处是宝呀，到处都是治疗各

种疑难杂症的仙药。

独角莲喜凉爽湿润气候以及阴湿环境，以肥沃湿润的土壤最宜生长，其根块就是我们常用的白附子，白附子因为名字与附子相似，所以经常被大家认为是有毒之药，不敢大量使用，然而，这种白附子其实是一味比较温和的药，毒性不大。但是，有很多意想不到的治疗效果。

治疗面部疾病

白附子最为人熟知的疗效有两个，其中一个便是治疗面部疾病，几乎所有的面部疾病，比如偏瘫，比如面部长斑，比如面部瘢痕等，都可以在原方的基础上加上少量的白附子，便可以获得不一样的疗效。《药性解》认为白附子可以治疗"中风失音、一切冷风气、头面百病"，可见白附子的运用之广，效果之佳，确实很不一般。

治疗皮肤病

白附子还有一个作用那就是治疗皮肤病。比如《楚国先贤传》记载：孔休伤颊有瘢，王莽赐玉屑白附子香，与以消瘢。《本草纲目》更是认为白附子可以"斑点风疮疥癣"，对于皮肤疾病，不管是长了什么东西，或者有什么寄生虫，或者有什么真菌，都可以一试。

治疗阴囊湿疹

白附子被世人所知道的第二大功效就是治疗阴囊湿疹。阴囊湿疹是困扰男人的一大难言之隐，毕竟这个涉及隐私。阴囊湿疹一般是痰湿之气下行，在男人阴部形成不适，所以在治疗上会偏向于燥湿，补脾胃。白附子就是一味纯阳之药，可以扶阳祛痰燥湿，所以对于阴囊湿疹来说疗效非常好。

治疗心脑血管疾病

白附子是治疗风痰的要药，只要涉及心胸有痰，都可以用之。其中，很多心脑血管疾病都是因为由痰瘀互结导致的，所以白附子是一味非常好的预防、治疗心脑血管疾病的好药。现代人，可以用之预防心脑血管疾病。

《本草新编》认为白附子"用于茯苓、薏苡仁中，可去寒湿之痹症；用于当归、川芎之中，可通枯血之经脉；用于大黄中，可以去滞而逐瘀"。对于寒湿重的人，白附子可以和茯苓、薏苡仁一起服用；如果是瘀血伴有痰湿，则可以与当归、川芎一起用。

 如何使用

　　白附子有燥热之性，虽然无大毒，但是对于体内燥气旺盛的人，最好不要服用。如何判断燥气旺不旺盛？看胃口，如果胃口大，则说明燥气重，如果痰湿重，则可以放心大胆使用白附子。

第二章

脾胃疾病适用本草

1. 小儿常吃黄连，有何妙处

在生活中有很多小技巧可以帮助我们保护身体，维护身体的正气。在我们家乡，有一个约定俗成的习惯，小孩生出来就必须吃半个月到一个月的黄连，我们说"吃到连，病不粘"，意思是只要吃到足够的黄连，疾病就不会粘身。

为什么小儿要吃黄连

小儿为纯阳之体，身上火气旺盛，湿热重，所以每每小儿出生之后皆有胎毒，解胎毒有两法，一个是用生甘草水涂口中，一个则是用黄连水涂口中。

《本草纲目》有记载："令终身不发斑疮方：煎黄连一口，儿生未出声时，灌之，大应。已出声灌之，斑虽发，亦轻。"如果小儿出生时服用黄连，这辈子都很难发疮疡，如果出生之后吃黄连，也有效果。

小儿为什么要长喝黄连水

一般小儿出生之后若适量服用黄连水 15 ～ 30 天，在未来的几年中，基本就不会得腹泻、痢疾等疾病，如果过了小儿期再服用，则效果大减，为何？

黄连具有厚肠胃的功能，能够使人体脾胃变得更加强大。所以《药性赋》说："黄连治冷热之痢，又厚肠胃而止泻。"不管是热性的痢疾还是冷性的痢疾，都可以使用黄连治疗。小儿疾病一半以上为脾胃病，吃黄连之后，就可以大大减小患病风险。

但是，小儿脾胃脆弱，喝药都得减量，每次饮用黄连水不宜过多，所以不长久喝就达不到健脾胃的效果。

喝黄连水有什么好处

有一次一个病人得了白塞氏综合征，向我请教如何是好。当时我就问他，小时候有没有得过胃病，是如何治疗的。他很诚实地告诉我，他们家族都有白塞氏综合征，而且只要有白塞氏综合征的都有脾胃病。在临床中，绝大多数的白塞氏综合征患者都有脾胃病，而他们的成长历史中大都没有喝黄连水的经历。

在我们家乡，几乎家家户户都有喝黄连水的经历，所以基本没有所谓的白塞氏综合征。而且黄连是非常好的去除湿热的中药，对于新生儿黄疸也有很好的疗效！

成年人为什么不流行吃黄连

人从小儿期之后，身体火气慢慢变小，阳虚越来越厉害，绝大多数的人都不太适合食用苦寒的黄连。而且过度食用苦寒的黄连还会造成胃部不适，如果一定要食用必须和生姜汁一起吃才不会伤胃。

2. 胃寒胃痛老不好，一味米辣子（吴茱萸）轻松治

平时我常跟师兄弟讨论治病心得，有一次聊到治疗胃病怎么做效果才好时，一位师兄卖了一个关子，介绍了一个老中医用四味药就基本可以治疗胃痛的经验方。当时大家都表示很想学习一下，但公布答案后大家都没觉得有什么新意。不过那个方的确疗效好，其中就含有一味米辣子。

因为在四川待过，所以我对四川饮食比较熟悉。我到了四川之后经常吃辣，而且无辣不欢。有一次朋友提醒我，有没有发现四川得胃病的人比较少？这个真的很神奇，不过深入思考会发现，四川的辣的确可以治疗很多胃病，其中米辣子就是一味治疗胃病非常好的中药。

米辣子，学名吴茱萸，在中医看来是入肝经，可以温中的药，主要治疗寒性疾病。而很多胃痛都有胃寒的特点，所以很多胃病患者用吴茱萸之后，疗效显著。

有一个朋友，家门口就有一棵吴茱萸树。他奶奶每次胃痛不舒服，就自己掰点吴茱萸，碾成粉吞服，每次都能见效。有的时候胸口疼（中医认为是胸痹，其实是心脏病）也用这个法子，能够很好地缓解。

《本草纲目》记载吴茱萸味辛温，所以吃起来有点辣的感觉，效果是温补，药性则是大热，所以对于身体有郁热之人，最好不服用，不然疾病会加重，而且此药有小毒，身体没有不适就不要服用。

🌀 降浊气，治胃病

《本草纲目》记载吴茱萸"主温中下气，止痛，咳逆寒热"。吴茱萸一个非常重要的作用就是治疗因为胃寒导致的口中有浊气，总是感觉嘴里不清爽。一般这种情况是肝胃不和，肝经有寒气导致的。吴茱萸入肝经，治疗这种嘴里不清爽，往往药到病除。

🌀 理气止痛，祛陈寒

对于大多数人来说，寒气在身体内都很容易去除。但是，有一种寒气必须用吴茱萸才能去除。这种寒邪就是最深入的，到达厥阴经的寒邪。所以医圣仲景治疗内有陈寒者，必定会加吴茱萸。

《本草纲目》对此颇有说法，吴茱萸"除湿血痹，逐风邪，开腠理，去痰冷，腹内绞痛，诸冷实不消，中恶，心腹痛，逆气，利五脏"。

🌀 治疗皮肤瘙痒、面中风

吴茱萸可以理气血，所以对于风邪导致的瘙痒，都可以用吴茱萸外洗的方法治疗，"患风瘙痒痛者。取茱萸一升，清酒五升，和煮，取一升半去滓，以汁暖洗"。同样，治疗因风邪导致的面中风，效果也很好，"中贼风口偏不能语者，取茱萸一升，清酒一升，和煮四五沸。冷服之半升，日三服，得少汗瘥"。

🌀 治疗脚气病（即现在的痛风）

在名方鸡鸣散中，就有吴茱萸，而且吴茱萸去肝经寒湿，是一味非常重要的药。《证类本草》记载："脚气冲心，可和生姜汁饮之，甚良。"可见，脚气病即痛风的寒湿之气已经深入骨髓了！

☯ 3. 端午用菖蒲，治病又"辟邪"

在中国的古代传奇小说中，比如《封神榜》就将九节菖蒲打造成了天山雪莲一样的神药。事实上，九节菖蒲比天山雪莲还牛气，可以治疗很多疾病，在古代是大受欢迎的。《封神榜》是古代道家的神话传说，而道家的养生术其实自成体系，形成了独特的影响，特别是对中草药的使用。

其实整个《神农本草经》都是在讲如何养生，这种养生是专门用服药的方式，很多药动不动就是服用一年、五年，动不动就是轻身不老神仙，是记载古代服用中药的实验记录。菖蒲就是众多受宠的饵食药物之一。《本草纲目》记载："韩丛服菖蒲十三年，身上生毛，日视书万言，皆诵之，冬袒不寒"，可见菖蒲是可以长久服用的。

《神农本草经》记载，菖蒲"主风寒湿痹，咳逆上气，开心孔，补五脏，通九窍，明耳目，出音声，主耳聋，痈疮，温肠胃，止小便利，四肢湿痹，不得屈伸，小儿温疟，身积热不解，可作浴汤。久服轻身，聪耳目，不忘，不迷惑，延年，益心智，高志不老"。

一般而言，入药的为石菖蒲，所治疗的疾病之多，让人一眼看不明白，那就给大家梳理一下吧。

🌀 通经活络，补脾祛湿

对于很多人来说，脾虚就会导致体内湿气无法去除。石菖蒲其实就可以健脾运湿，所以能够治疗风寒湿痹。脾气旺盛则耳目聪明，因为脾胃一健，则中气充足而耳目受气血充灌。

正是因为能够健脾，所以菖蒲也可以增肥。很多人吃什么都吃不胖，主要原因就是因为脾气虚。菖蒲可以祛湿健脾，《本草纲目》记载："南中多鹿，每一雄游牝百数，至春羸瘦，盖游牝多也。及夏，则唯食菖蒲一味，却肥，当角解之时，其茸甚痛。"对于人来说，同样可以育肥。

🌀 滋补肾气，强志不忘

石菖蒲其实还有一个很好的作用，那就是让人记忆力增强。《本草纲目》记载："治好忘，久服聪明益智。七月七日取菖蒲酒服三方寸匕，饮酒不醉，好事者服而验之。不可犯铁，若犯之，令人吐逆。"农历七月七日采菖蒲打粉，以酒作为药引，服用之后能够增强人的记忆。

🌀 宣发肺气，治疗皮肤病

《本草纲目》记载："有人患遍身生热毒疮，痛而不痒，手足尤甚，然至

 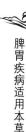

颈而止，粘着衣被，晓夕不得睡，痛不可任。有下俚教以菖蒲三斗，锉，日干之，舂罗为末，布席上，使病疮人恣卧其间，仍以被衣覆之。既不粘着衣被，又复得睡，不五七日间，其疮如失。后自患此疮，亦如此用，应手神验。"所以菖蒲可以治疗因为肺气不宣导致的咳嗽上气，也可以治疗肺主皮毛的皮肤病。

在治疗皮肤病上，农村习俗以五月初五采的菖蒲煮水洗澡，便可避免得皮肤病。也可以在床垫下放菖蒲苗，对于身体有顽固皮肤病的人来说，非常实用。

绝大多数的人使用菖蒲，都觉得是为了辟邪，其实是驱赶湿邪，最主要的是可以防治肠胃病，还可以防治皮肤病。皮肤病和肠胃病在乡村是最容易传染的，特别是南方地区，而且在五月。五月在中医看来是午，阳气最为旺盛的时候，火克金，很容易出现肺病、皮肤病。古时候大家对传染病认识不够就认为是"邪"，菖蒲就刚好可以治这几种邪。

4. 补药王者——人参，补五脏，治疗失眠的圣药

在中医的所有药物之中，可能大家对人参是最熟悉的。基本上每个人都知道人参是好东西。在医学家眼中，人参是救命好药。救命有三个药非常好使，一个是大黄，专门针对实证的；一个是人参，专门针对气虚的；还有一个是附子，专门治疗阳虚阳脱的。

人参的性味

每一种药物都有一种物性，人参有人参的物性，白术有白术的物性。只有明白了物性才知道怎样来补偏救弊，这就是中医治疗疾病的原理。人参是比较特殊的一种药物，因为随着不同炮制方法的使用，人参具有不同的药性。

这也证明了人参是一味非常平和的药。如果人参直接晒干，成为白晒参，就是微凉性的；如果是经过蒸熟，那就是温性的。所以人参在不同的情况下服用，效果是不一样的。

《神农本草经》说人参是味甘，微寒。可能大家吃人参时的感觉是还有点

苦味，所以也有的医家认为人参还有点寒性，所以加蜂蜜进行炮制，炮制之后的人参就变成了甘味的，就是温补的了。

补五脏

在中医理论框架内，有五脏，有六腑，如果有一种药可以补五脏，则说明这种药具有很强大的功效。

人参主补五脏，五脏在中医的概念之中是可以藏神志的，另外五脏的功能是"满而不能实"。精气要满，但是不能生出实际看得见的东西。所以凡是五脏虚的人，或者有一些精神不饱满的情况都可以服用人参。

据说邵逸夫活到一百多岁，每天早上都吃一碗参茶。参茶的作用是非常大的，可以对人体的五脏起到补充作用。

治失眠

《神农本草经》说人参"安精神，定魂魄，止惊悸"。对于很多非中医专业人士来说，这句话基本不可理解。但是作为中国人，只需要对中国的古典文化做一些稍微深入的思考就可以理解这句话。什么是精神？当我们看见一个人白天抬不起头来，就会说精神不好，这样的人就可以吃人参，同样白天抬不起头来，晚上肯定存在睡不着的情况，所以人参的第一个作用就是可以治疗失眠。

中医大师刘渡舟老先生早年曾经以一片人参治疗好国民党一个团长的失眠症，因此声名远播。人参擅长治疗的失眠主要是因为精神紧张引起的，伴随有胃口不好，没有明显的寒热现象。

临床上经常遇见这类人，因为面临很多事情而紧张，比如考试、重大事情等，晚上出现失眠的情况，但是又没有其他明显的不适症状。此时服用人参，就能立竿见影。

用红参治疗失眠很简单，只需要一片红参放入嘴中，含化，就像吃糖果一样。

人参治疗失眠的禁忌

人参治疗失眠有一点禁忌，那就是失眠时期不能有明显的感冒现象，如果有外感服用人参，将会加重病情。

5. 补药王者——人参，补五脏，保命存胃气的首选

人参可续命

大家都知道，人参可以续命。对于很多快要死的人来说，如果想让他再多活几个时辰或者几天，就可以用上好的人参，每天服用人参汤就可以。但是，很少人知道人参为什么能续命。

中医内部有很多人都认为人参可以补元气，其实严格意义上的元气是不可以补的，因为元气是先天之气，生下来就在那里，不增不减。

人参真正能够补的不是先天之气，而是后天之气，后天的脾胃之气，所以人参保命对于大多数人来说都是通过补胃气，达到续命的效果。

治疗脾胃虚弱

正是因为人参有补胃气的良好效果，所以一般胃气虚的人就可以吃一些人参。对于现代人来说，出现胃不舒服、胃痛或者胃口不好，都可以吃点人参。

因为思虑伤脾胃，所以很多白领特别是脑力劳动者因为劳动过度出现的胃口不佳、胃不舒服，都可以喝点人参汤，这样就可以起到非常好的作用。

对于大多数人来说，胃口不好，胃气虚是经常出现的问题，所以一般家中备一点红参，经常能用得着，少受很多不必要的罪。

治疗阳痿

人参是一味非常好的补药，能补胃气，能够增强人"持续作战"的能力，可治疗阳痿。因为在中医看来，胃属阳明，"阳明主宗筋，宗筋主束骨"。

古代很多人六十多岁了还能年轻如故就是服用了大量人参之故。不过人参价格太贵，对于大多数人来说是一种很奢侈的养生方式。

人参续命，其实是通过保胃气，然后达到对肾气的补充，于是就有了治疗阳痿的作用。

禁忌

对于很多年轻人来说，气血方刚，正如孔夫子所言"少之时，血气未定，戒之在色"。所以，如果年轻人在没有虚羸的情况下吃多了人参反而会有一些坏处，尤其是单身男子。

6. 补药王者——人参，补五脏，情志疾病的克星

人参的主要作用就是补五脏，而五脏是用来藏神志的，也就是所谓的神精魂魄意志，这些神志出现了问题都是因为五脏虚，所以人参可以治疗这些情志方面的问题。

比如，神出了问题，就经常出现精神不佳，精神不佳就会表现为面部气色不好，平常工作提不起神来，整天昏昏欲睡。

如果是魄出了问题，最明显的就是收敛的功效失常，做事没有耐心，魄力不够，经常躁动。

如果是精出了问题，就会出现阳痿早泄，经常思邪淫的东西。

如果是魂出了问题，就会经常做噩梦，睡眠质量不佳等。

针对这些情况，人参都可以很好地治疗。同样，抑郁症是一种人体五脏精气严重匮乏导致的以情志疾病为主的疑难杂症，涉及的脏腑也很多，但是从根本上来说就是因为五脏虚，神志出现了问题。

《神农本草经》记载，人参可以开心益智明目，其中"开心"就是针对抑郁症的，为什么？

很多抑郁症的一个主症就是开心不起来，不管什么好事都开心不起来，对人生没有了积极的态度，心气闭结。或者是因为某件心事，或者是因为某种环境，总而言之就是不能很好地打起精神，对生活缺乏希望。

人参具有补精神的作用，其中的精神就表现在心气上，只要心气足，人的心态就会年轻，只要心气足，人的气色就会好，也能保持年轻。

7. 人参怎样配伍才能发挥最大作用

人参是最受人们喜爱的滋补品，既是药又是滋补食品。很多人送礼也以送人参为尚，很多名人甚至每天一杯人参汤，比如活到一百多岁的邵逸夫。但是人参的服用是有很多讲究的。

《神农本草经》上记载人参性微寒，这与现代认为人参性温的观点略有区别。不过嘛，市面上的人参大多数是红参，性温，可以温补人体，补中气，益肺气，可以增强人体免疫力。但是在很多情况下服用人参，其实会适得其反。本文就列举一些日常碰见的问题，大家可以借鉴，更好地发挥人参的药效。

人参壮阳，须配茯苓

人参壮阳气，所以对于一些需要补肾的人来说，吃了人参能够更加持久。不过很多人其实是肾阴虚的。肾阴虚则水不足，水不足就会出现火亢盛，所以肾阴虚往往表现出肾热。这个时候再服用人参就不太合适了。此时就必须配合其他食物一起食用，"得茯苓，泻肾热"，肾气才能收藏，所以对于肾虚之人，如果服用人参最好要配合茯苓，这样就不会出现补一点肾气又因为欲望泻出去了。

虚不受补，切记理气活血

另外，很多人都有一补就上火的毛病。很多人认为是虚不受补，其实不是，而是因为人体有气滞、瘀血。只要把瘀血、气滞祛除了，再用人参补就不会出现虚不受补的情况了。这种情况下，血瘀则加当归，活血。气滞则配陈皮，理气。

气喘难补，需要配合使用

肺热咳嗽是服用人参的禁忌，但是很多人气喘其实是因为气虚，这个时候就少不了人参，此时就必须配合其他药物使用了。比如有血瘀发喘，就要配合苏木。

学中医 用本草

怎么吃也不胖，试一试人参配羊肉

人参可以补气，其实也可以补形。比如很多人非常瘦，此时就需要用补形的药。在补形的药之中，最好的是胡桃和羊肉，所以瘦人如果要补就可以佐羊肉，补形，可以更快地长肉。

 遗精进补，龙骨相助

对于大多数人来说，进补无非为了强身健体，而很多男性进补是为了能够更加持久更加健康。很多人有遗精、梦精的疾病，此时就要用人参配合龙骨，可以补气摄精，让人不会相火妄动，进而达到补正气不助长邪气！

 # 8. 为何"冬吃萝卜夏吃姜"

日常生活用语中，有很多顺口溜是古人留下来的智慧，人们往往很少去考虑，只是一味地沿用而已。孔子说"百姓日用而不知"，这就是生活之道。

 生姜成于夏，萝卜熟于冬

生姜生长在阴凉的地方，但是所生的时间又刚好是一年之中阳气最旺盛的夏天，一般生姜开始成熟都是在五月，也就是一年之中阳气最旺盛的时候，所以生姜这味药是性兼阴阳，寒热相差不是太大。

而萝卜一般是生长在开阔地，时间正好与生姜相反，大部分时间是生长在冬天，一到春天就开始老化，不宜食用了，所以萝卜的阴阳属性也是偏向于中性的。正是因为这两个食物的阴阳偏性都不大，对人体的阴阳调节不至于太大，所以人人可以食用。

 萝卜消食，生姜止呕

萝卜在《本草纲目》里面的记载是"大下气，消食"，具有行气消食的效果，是非常好的行气药，也具备治咳嗽的效果，顺气则意味着可以使人体之气往下降，具备收敛之性。

生姜则主要可以治疗胃气不和，《神农本草经》记载其具有"通神明"的作用，孙思邈说生姜是止呕圣药，主要作用原理则是生姜可以去胃中水气。生姜也是非常好的祛暑之药，夏天中暑一般可以喝姜汤，效果快捷，同时生姜具备生发之气，与夏天的大气运动是一致的。

夏食生姜除湿开胃助生机，冬吃萝卜行气消食藏精气

夏天最容易出现的就是湿邪阻遏气机，导致中焦运化失司，生姜是非常好的止呕、除湿气的食材。夏天来临后，因为湿邪遏阻中焦，很多人胃口大减，但是食用生姜之后就会出现胃口大开的效果，所以很多人乐意食用生姜。夏天是一股生长之气，生姜具备生发之性，所以夏天吃生姜也是顺应自然之道。

冬天寒凝，最容易造成人体气机不通，因为冬天一般人都缺乏运动，肠胃也会缺乏运动，很多人因此会积累一些食物在胃中，不能正常运化。萝卜具备行气消食的效果，可以很好地缓解因为人体缺乏运动造成的胃部积食。

冬天也是心脏病发病的高发时节，因为冬天属水，心脏属火，水克火，心脏病在冬天很容易高发。而很多心脏病都有气滞的因素，食用萝卜之后可以改善这种状态，也是非常不错的食疗方法。

萝卜还可以治疗因为气滞和寒邪侵袭造成的咳嗽，冬天最容易外感风寒而产生咳嗽，食用萝卜不仅可以抗击感冒，还能止咳。

冬天对于人来说，是气机向下收敛的时节，萝卜具有顺气降气的作用，食用萝卜也是顺应天地之道的一种好的方式。

9. 可当水果吃的红薯（又名甘薯、地瓜），补脾胃，养气血，还能治疗子宫下垂，益寿延年

经过几千年的自然和人工选择，日常我们吃的水果等食物很多都是非常健康、可以治病的良药。比如葡萄是一味非常好的补药，能够治疗各种疾病，玉米也是非常好的中药，可以养生。

其实我们还有一味很好的中药，就是在饥荒时期被当作主食食用的红薯。我小时候经常听父母聊早些时候农村缺衣少食，特别是三年自然灾害那会儿，米饭自然没有多少，一年到头都是吃红薯拌米饭，有一个姑姑因为吃得太久

都哭了，父辈们讲笑话还时常说起这个事儿。

一种食物可以成为主食，肯定是有非同一般的价值，至少在维护人类健康的过程中有很好的作用。红薯既然可以当作主食，肯定是一味药性平和、非常适合食用的中药材了。

《本草从新》谓其"补脾胃，祛湿热，养气血，长肌肉"，所以对于脾胃气血不足、湿气重的人来说，这种食品简直就是黄金呀！

不仅仅如此，红薯还有很多不为人知的作用！

🌀 祛湿

尤其是治疗大便黏腻不成形，红薯最擅长。其实，大便黏马桶很多时候多吃点红薯就能解决。

🌀 通经活络

因为红薯是藤本植物的茎块根，所以具备藤本植物的作用，可以通经活络。气血不畅，有瘀血，吃点红薯都可以得到缓解。

🌀 益寿延年

红薯自明朝末年闽人陈经纶从吕宋带回来之后，便大受中国人欢迎，后世认为红薯有十二胜，"收入多，一也；白色味甘，诸土种中特为绝，二也；益人与薯蓣同功，三也；遍地传生，剪茎作种，今岁一茎，次年便可种数十亩，四也；枝叶附地，随节生根，风雨不能侵损，五也；可当米，凶岁不能灾，六也；可充笾实，七也；可酿酒，八也；干久收藏，屑之旋作饼饵，胜用饧蜜，九也；生熟皆可食，十也；用地少，易于灌溉，十一也；春夏下种，初冬收入，枝叶极盛，草秽不容，但须壅培，不用锄耘，不妨农，十二也"。

《本草纲目》记载："甘薯始自闽省，俗名地瓜，性同山药，而甘味过之。闽自福清以南及漳、泉二府滨海外，以此作饭，终身不生他病。海滨人多寿，皆食此物之故。""珠崖之不业耕者惟种此，蒸切晒收，以充粮糗，名薯粮。海中之人多寿，亦由不食五谷，而食甘薯故也"。

由此可见，红薯营养价值极高。其实，红薯对人体的代谢是非常有益的，特别是对现代大鱼大肉吃得多的人，时常吃点红薯可以有助于长寿。

治疗妇科病

对于妇人血虚，月经或迟或早，经多不定，宜阳虚补其阳，阴虚补其阴，气滞顺其气，但是这类病大多数都是因为脾胃虚，所以对于大多数没有明显寒热偏向的人来说，补脾就是最好的治疗方法，这个时候用甘薯蒸着吃，或者煮着吃，都可以很好地调节月经。月经调顺就意味着内分泌正常，也就意味着激素水平正常，对于很多女人来说都是一种非常不错的美容方式。

红薯特别擅长治疗子宫下垂。著名医家陈修园认为："闽人治下痢，以白蜜同煎，食之甚效；妇人患赤白带，用此法亦效；可知其利湿热之功尤巨也。鄙意以甘薯堪为阴挺证之专药。盖以阴挺之本，不离于湿，而此为探本之治；阴挺之形突出如瓜，而此为象形之治。患此者，令其如法服药敷药之外，又以此物代饭，其效当必更速。"

补中活血暖胃

红薯的气味甘平无毒，白皮白肉者，益肺气生津，中满者不宜多食，能壅气。如果是中气不足者，煮时加生姜一片，调中，与姜枣同功。如果是有瘀血者，则红花煮食，可理脾血，使不外泄，是一个滋补脾胃的好药！

健脾胃，治痢疾

其实红薯是甘平之性，对于体内湿热、寒湿都有很好的治疗效果，很多痢疾患者其实就是湿热作怪，所以红薯可以治疗这种疾病。虽然红薯在治疗痢疾时不能达到药到病除，但是痢疾的起因大多是因为脾胃虚，所以红薯其实可以预防痢疾，"痢疾之起，多因脾胃先虚，而后积滞成痢。其有脾气虚甚，欲健中焦者，必宜甘温之药"，红薯便是一味非常好的健脾胃之药。

治疗酒积热泻

酒对于人体来说其实就是湿热，所以喝酒之后很容易出现热泄，"若酒湿入脾，因而飧泄者，用此薯煨热食"。对于因为喝酒导致的腹泻，可以吃烤地瓜，以后大家如果喝酒之后出现腹泻，就可以准备一个烤地瓜！

治疗湿热黄疸

中医所说的黄疸病，包括现代的乙肝，但是所有黄疸的根源都是因为湿热，特别是阳黄一症，不管是风湿外感，或者是酒食内伤，因湿成热，因热成黄者，不管什么原因导致的黄疸，只要是湿热，就可以用红薯煮熟直接吃，其黄自退。

治疗遗精淋浊

遗精与淋浊，虽然在西医看来有不同的病因，但是在中医看来大都是因为心、脾、肾三脏的问题，故凡遇此症，无论有梦无梦，有火无火，或气淋、血淋、膏淋、劳淋，总宜调养心脾，每早晚用红薯粉调汤，煮水喝，大有奇功。

10. 牛奶虽好，并非人人适宜

现代社会越来越多的人有体寒、宫寒的情况，导致这种情况的原因有很多，其中最主要的就是生活习惯，生活习惯中又以饮食习惯影响最为重要。

早在十几年前，突然有一股风吹遍大江南北，几乎家家户户都以喝牛奶为荣，以为喝牛奶是富贵人家的象征，是非常有营养的，然而很多人不知道"甲之甘脂，乙之砒霜"，牛奶对于很多人来说，诚然是很好的食物甚至是上品，但是对于某些人来说，牛奶并不合适。

牛奶寒性，很滋润

《本草纲目》记载牛奶"微寒，补虚羸，止渴"。很多人服用寒性的食物都可以止渴，因为绝大多数的渴都是因为有内热造成的，牛奶性寒，所以可以止渴。另外，牛奶也是牛的一部分，所以牛奶也可以补，对虚弱的人来说是非常好的。

所以古人孟诜说："牛乳，寒，患热风人宜服之。"体热之人就可以多服用牛奶，另外牛奶还是非常好的润肤剂，内服外用皆可。日华子记载："黄牛乳、髓，冷，润皮肤，养心肺，解热毒。"牛奶不仅可以美肤，还可以解毒。

对于中毒的人，也可以服用牛奶解毒！

🔴 牛奶可以治消渴，为什么很多人说牛奶导致了糖尿病

牛奶是可以治疗消渴，但是需要辨证。牛奶治疗的消渴是因为阴虚内热造成的，而现代的大多数消渴其实都是阳虚、气虚，为什么会出现阳虚、气虚？平时过度吃滋润的，滋润则生湿，湿则困脾，脾困则气虚、阳虚，消渴生矣。所以，牛奶既可以治消渴，也可以致消渴。

古代《广利方》记载："消渴，心脾中热，下焦虚冷，小便多，渐羸瘦。生牛、羊乳，渴即饮之三四合。"除了牛奶，羊奶也可以治疗因为心脾中热导致的消渴，每次少量喝，多次喝。

🔴 牛奶怎样喝才健康

第一，必须注意，凡服乳，必煮一二沸，停冷啜之，热食即壅。必须先加热，然后冷却，慢慢服用，不能趁热喝。但生冷的牛奶容易导致肠胃炎，所以古人说"生饮令人痢"。

第二，必须慢慢服用，"不欲顿服，欲得渐消"，因为牛奶难以消化，一次性服用会导致肠胃壅堵。

第三，与酸物相反，令人腹中结症，喝牛奶一定不要与酸性的食物一起吃，不然容易形成腹部结症。

第四，凡以乳及溺屎去病，黑牛胜黄牛。牛奶以黑牛最佳，黄牛次之，很有讲究。

☯ 11. 薏苡仁除湿气，如何才能百发百中

我出生在南方，湿热的天气是南方的主旋律，尽管冬天有时也能下雪，不过湿热是我们接触最多的气候。因为有湿热，所以南方人吃面食就经常胃肠拥堵，消化不了。特别是夏季，很多肠胃功能不好的人吃面类食品就会有积食。有的时候，夏天吃肉类，油腻太过，吃点就腻，这时在炖的肉之中加一点薏苡仁，就能解腻，能够改善胃口。

所以，我最先了解薏苡仁是在饮食习惯中。后来学习了中医，才知道薏

苡仁有很大的作用，其中最大的作用就是祛湿，这也是众所周知的了。

在经方中，有好几个名方都是含有薏苡仁的，其中薏苡附子败酱汤是治疗痈类疾病的；薏苡仁附子汤是治疗"心痛缓急者"，也就是现在的风湿性心脏病；也治疗风湿病，比如麻黄杏仁薏苡仁甘草汤；而薏苡仁在古代最常见的用法就是治疗脚气病。其实，这一切都说明一个问题，薏苡仁具有强大的祛湿效果。

正是因为薏苡仁治疗湿气病那么好，才会被广为运用，所以需要精准靶向搭配，才能增强薏苡仁的功效。

治疗痛风，与木瓜搭配

一般来说，痛风都是在肝经循行的部位肿大疼痛，所以治疗痛风时需要结合中医的引经药，与木瓜这种常见食材一起食用，将起到意想不到的效果。

治疗脾胃病，与生姜搭配

薏苡仁其实是寒性的，虽然祛湿，虽然"薏苡为去湿要药，因寒因热，皆可用也"，但是其更适合去湿热，而寒湿则不是非常适宜。如果能将薏苡仁与生姜（含皮）搭配治疗脾胃疾病，将起到双重效果。注意，生姜做菜时一定不能去皮，因为生姜皮也有很好的祛湿效果。

治疗扁平疣，与杏仁搭配

扁平疣虽然也是湿气引起的，但是这种湿气是因为肺表被郁闭了导致的，所以必须借助杏仁的药力加以宣发，才能达到最好的疗效。

如果有肾虚，加点枸杞子

枸杞子是温性的，是补肾的，但是薏苡仁是泻肾气的，所以长久吃的话，以枸杞子配薏苡仁 1 ：3 的比例用，是非常好的方法，可以把薏苡仁泻肾的弊端排除，同时枸杞子会导致人性欲太旺的弊端也可以克制住。

服药宜忌

薏苡仁也像其他药物一样，有偏性，会产生一些副作用，比如"杀蛔堕胎"，又如在孕妇禁忌歌中，薏苡仁就是一个非常需要注意的药。

另外，薏苡仁"其力和缓，用之须倍于他药"，薏苡仁不是一两天就能吃出效果来，需要稍微长久一些。

☯ 12."国老"甘草，常备无患

我第一次接触甘草是小时候，当时因为会有咳嗽，或者咽喉不适，几分钱买点甘草片，能非常好地缓解疾病，有时也可以治愈。甘草到底是什么神奇的药，既好吃又能治病，直到我学习了中医才知道其中的奥妙。

甘草又叫作国老，即帝师之称，虽然不是君主，为君所宗，是以能安和草石而解诸毒也。所以很多方都有君药，如果没有君药，自然不成方，同样很多时候没有甘草也不能很好地发挥君药的作用，所以在中医的方剂之中，大多数都会加点甘草。

治疗肠胃不适

甘草解百毒，这个是人人皆知的。药王孙思邈说：有人中乌头、巴豆毒，甘草入腹即定。方称大豆解百药毒，尝试之不效，乃加甘草为甘豆汤，其验更速。

对于大多数人来说，可能不知道什么是中医所谓的毒。其实只要是饮食引起的肠胃疾病都算是中毒。所以，只要是吃东西后肚子不舒服，都可以备一点甘草，随时泡开水喝一点。

治疗咽喉不适

很多人都知道在咳嗽的时候，吃一点甘草片，就可以非常好地缓解，但是甘草还有一个非常好的功效，那就是对人的咽喉具有保护作用，特别是咽喉炎、慢性咽炎。

现在只要出现雾霾，很多人就会出现肚子或者咽喉不适的情况，这都是轻微中毒的表现，就可以买点甘草泡水喝，这是廉价的清霾汤。

治疗心悸、心虚

中医里面还有一个叫作炙甘草汤的方子，这个方与复脉汤都是用来专门治疗心悸动、脉结代的经方。现代人所谓的心律不齐或者心脏早搏其实就是中国古人所谓的心悸动、脉结代，一剂灸甘草汤就可以解决很多问题。

治疗外科疾病

崔元亮《海上方》记载：治发背秘法，李北海云此方神授，极奇秘。以甘草三大两，生捣，别筛末，大麦面九两，于一大盘中相和搅令匀。取上好酥少许，别捻入药，令匀，百沸水搜如饼剂，方圆大于疮一分，热敷肿上，以油片及故纸隔令通风，冷则换之。已成脓水自出，未成肿便内消。当患肿着药时，常须吃黄芪粥，甚妙。

甘草是治疗身体生疮的外敷神药，只要涉及身体内部长疮疡，就可以用甘草和大麦面一起敷在体表，顺便吃点黄芪汤，自然就可以痊愈。

对于阴部发痒的病人，甘草同样也是福音。《古今录验》记载：治阴下湿痒。甘草一尺并切，以水五升，煮取三升，渍洗之，日三五度，瘥。

解蛊毒

可能大家对蛊毒不是很了解，但是我们稍微想一想就知道，这些都是比较神秘的，其实很多蛊毒都是通过饮食进入人体的，所以去泰国旅游的人可以稍微带上一点甘草，如果怀疑自己或者小伙伴被下蛊了，就喝点甘草水吧。

《本草纲目》记载"中蛊者，煮甘草服之，当痰出，若平生预服防蛊者，宜熟灸甘草煮服之。凡中蛊毒即内消，不令吐痰，神验"。

什么叫作神验，就是几乎百发百中，对于很多喜欢旅游或者喜欢探索未知世界的人来说，这是一个不错的选择。

总之，甘草之用非常多，现代社会食品安全问题那么多，中毒之事不在少数，平时备点甘草自然有备无患。

生甘草与灸甘草有何区别

生甘草主解毒，灸甘草能补中，这是最大的区别。另外生甘草性凉，灸甘草性温，如此而已。

什么人不适合服用甘草

凡是出现了四肢肿胀的人，不宜服用甘草；凡是有肾病的人，不宜单独服用甘草。除此而外，都可以或多或少地服用甘草。

13. 脾胃虚寒，来点白豆蔻

日常生活中，胃肠疾病是常见的疾病，特别是现代生活不规律，生活节奏快。很多人都得了因为饮食习惯不好导致的脾胃疾病，总体来说，脾胃疾病可分成两类，一类是胃寒，一类是胃热，对于大多数人来说是胃寒。

为何得胃病

中医认为"**胃喜润而恶燥**"，胃最喜欢的就是滋润的东西。滋润的东西是最滋阴的，但对于身体湿气重的人，也是伤害最大的，所以现代人吃滋润的东西一般比较少，此是胃生病的一个原因；另外，现在的年轻人，特别是上班族每天早餐都是对付着过，很少认真吃早餐，这是对胃最大的不负责，也是胃病的主要原因之一。

胃寒、胃热如何区别

脾胃虚寒与脾胃热盛，最好的区别方式就是看胃口，一般胃热的人胃口大，吃得多，四肢温热；胃寒的人则吃得少，四肢冷，性冷淡，稍微吃点冷的东西就会腹泻等。

白豆蔻有哪些好处

一是治疗胃寒引起的呕吐、食欲不强等诸多不适。《本草纲目》说白豆蔻"散滞气，消酒积，除寒燥湿，化食宽膨"，对于饮酒过度、酒肉伤脾胃也可以起到很好的协助治疗作用。

二是治疗眼睛红丝，白眼球长东西，"白睛翳膜"。这个主要是因为白豆蔻入肺经，对于肺所主的白睛具有很好的营养改善的作用。

三是治疗性冷淡。这是衍生出来的功效，白豆蔻温胃，间接地对性冷淡有非常好的治疗作用，因为中医认为，阳明主宗筋，所谓的阳明就是胃与大肠，宗筋就是男子的阴茎、女子的阴道，温胃之后人的性欲就会增强。

学中医　用本草

白豆蔻怎么吃

在很多汤类的食物中，特别是含有辣椒的汤水中，很多人都会放一点白豆蔻，其既具有矫正食物味道的作用，又可以增加食物的可食性，是北方地区非常流行的吃法，所以大家可以安心地食用。

 禁忌

胃热者尽量少吃，饭量大者尽量少吃！

14. 米饭和面条，哪个更易使人发胖

在中国国土范围内，绝大多数的人都是以大米和小麦作为主食，且南方人以大米为主食，北方人大多以小麦作为主食（东北一部分人除外），如果大家稍加注意，其实会发现，北方人明显比南方人白、胖，所以这个现象就可以说明，吃小麦要比吃大米容易长胖了。

然而，我们的好奇心不仅仅如此，按照现代营养学角度来看，100克白米饭（稻米）的热量是117千卡，脂肪含量0.3克，碳水化合物含量25.6克，而100克小麦的热量是233千卡（是米饭的2倍还多），脂肪含量1克（米饭的3倍之多），碳水化合物含量48.3克（米饭的将近2倍），以此看来馒头相对比大米显然有很多优势，其中一个优势就是经饱，另外一个优势则是可以使人长肥。

中医将所有的食物都看成是药。药是有药性的，对于大米，中医认为稍微久一点的粳米便"可以养胃，煮汁煎药，亦取其调肠胃、利小便、去湿热、除烦渴之功"，新收割的米则"得天地中和之气，和胃补中，色白入肺。除烦清热，煮汁止渴"。粳米是非常具有补气作用的食物。

而小麦的功效则是"补虚养气，助五脏，浓肠胃，然能壅气作渴，助湿发热"，很显然小麦具有保持水分的作用，而大米则具有利尿除湿的功效。

人为什么会肥胖

其实大多数人的肥胖都是不均匀的。如果是均匀的则不会称之为胖，而是壮。胖子的脂肪主要储存在肠系膜、腹腔大网膜中，所以一般都是腹部肥胖。

而中医认为，脾主大腹，腹部的问题都跟脾有关，当湿邪困脾的时候，就会出现寒湿之邪化成脂肪（阳化气，阴成形），变成可见的物质。

大米具备利尿的作用，其实是可以滋补脾阳的；而小麦则是相对来说，可以壅气，是滋腻的，可以滋补脾阴。

所以，中医认为，大米可以减肥，而小麦则相反，可以让人长膘！

15. 补气王者——黄芪，该怎样服用

黄芪古称黄耆，所谓"耆"，就是长老的意思，所以黄芪是中药里面的补药之长。其色黄入脾，所以自古以来，一直被认为是补脾补气的好药。现实生活中，很多人在煲汤的时候也会加一点黄芪，能够使油腻的东西口感更清爽。

黄芪有很多作用，以下几种为主：

健脾补气

黄芪能够补气、健脾是众所周知的，所以一般出现了脾胃虚弱都会用黄芪。正是因为黄芪可以补气健脾，所以黄芪其实还有一个作用，那就是治疗因气虚而盗汗、自汗的疾病。因为有这方面的效果，所以《神农本草经》之中说"主小儿百病"。小儿身体稚嫩，免疫力也不强，脾胃不旺，所以用黄芪固表、补气非常适宜。

治疗疮疡

在中医外科之中，疮疡开始未成脓之时，人们一般都会以黄芪作为主要药物加以治疗，可以"固腠理，托疮疡"，这也体现了黄芪的固气之功。

利尿除湿

古代医家很多人善于用黄芪除湿，比如常见的黄芪防己汤就是以黄芪为主治疗水肿的方剂，现代医学认为黄芪是治疗肾病的好药，只要用对了就可以起到非常好的作用。

黄芪常见的搭配

黄芪常见的搭配有"得枣仁，止自汗"，治疗自汗证搭配酸枣仁一起用。

对于阳虚证，则"配干姜，暖三焦"。

对于痔疮，粪便带血者，"配川连，治肠风下血"。

如果是前列腺等出了问题，出现小便白浊则"配茯苓，治气虚白浊"。

如果有妇科问题，配川芎、糯米，治胎动腹中、腹部痛、下黄汁，白带发黄。

如果是用来补血，则以黄芪六分，当归一分，补血效果良好。

吃黄芪上火怎么办

很多人会出现吃黄芪上火的情况。一般来说，遇见这种情况的时候，都是因为补得太过。黄芪补气太剽悍，所以必须有所制。一般情况下黄芪配当归，黄芪配知母可以将上火的情形克制。如果出现滞气，则可加桑白皮。

禁忌

一是血枯、中风。比如女性闭经相对来说不宜补，如果要补也不能单独用，用于中风则要在相互搭配的情况下使用才能有好的效果。

二是火动生痰，五内虚甚。如果出现了五脏虚损，最好不用黄芪补，如果补也需要配合使用，不然容易上火。

三是上热下寒（容易出现上火），肝气不和（容易增加肝气郁结），皆禁止单独使用。

16. 同是补气要药，黄芪与人参有什么不同

一说起气血虚，估计很多朋友都觉得是说自己。因为当一个人问医生自

己是什么问题的时候，很多中医都会说"你是气血虚"，这就类似于西医说"你这是感染了病菌"，小伙伴们可能都听得麻木了。

其实，中医所说的气血虚也是分很多种的，不同的气血虚会有不同的症状，要使用不同的治疗方法和药物。其中，补气之药黄芪和人参是最常用的，怎样区分这两者的差别呢？

人参救急，黄芪慢补

黄芪是补气比较慢的药，一般需要长久大量服用才能起到很好的治疗作用；而人参则只需要短暂的几个小时，所以人参一直是急救的要药，只要出现亡阳证、汗出不止的虚证，往往吃一碗独参汤就可以把命捡回来，如果吃黄芪，那就难了。

黄芪主升，人参主降

中医看病非常注意气机的升降出入。不明气机，就不懂气血的运行状态，不好把握如何处方。在气机上，黄芪主升，所以对于上盛下虚的情况，如高血压等疾病时要慎用，最好搭配着其他佐制中药使用才没有风险；人参则是偏向于降，特别是胃气不降，有的时候就需要用人参降胃气。

黄芪助脾肺，人参补五脏

黄芪主要作用的脏腑是脾肺。所以脾肺虚者可用黄芪补，特别是对于容易气短的患者，黄芪有一定的治疗作用。

人参则主要作用在胃。胃气虚的人，稍微服用一点人参就可以胃口大开。正是因为人参保胃气，人"有胃气则生，无胃气则死"，所以行将就木的人，用人参可以保命，延长寿命，以至于被很多人说成人参可以补元气。因为人参补胃气，所以同时能够补五脏，具备的效果就非常广泛了。

黄芪达表，人参守中

从表里看，黄芪有达表之功，所以黄芪可以治疗很多表虚患者，但是这种达表不是麻黄那种直达皮毛的作用效果。

人参则偏向于固守中焦，具有收敛的效果，所以一般有肺热的人都不能服用人参，有表证一般也不用人参，除非气虚严重才可以使用。

使用指标

用人参可以胃口不好为判断指标之一，尤其适于脉虚，浑身软弱，一派虚象之人；黄芪则主要适于肺气虚导致的气短、自汗，脏腑之气不升出现的四肢麻木等情况。

17. 如何简便廉效地使用"国老"——甘草

甘草是长在沙漠地区的一种生命力顽强的植物。正是因为生于干旱地区的缘故，甘草有非常好的保持身体内的津液的功能，所以医圣张仲景用甘草每每都是因为汗吐下之后津液丧失。甘草可以说是古代的输液术，中国古代没有好的输液技术，但是人体也需要不少体液，没有了体液就是津液不足，很容易出现危险征候——脱水。

然而，除此之外，甘草还有很多不为人知的药效：

清热解毒

绝大多数的人都知道甘草可以清热，可以解毒，所清之热为虚热，所解之毒也是非常广泛，是"广谱"解毒药。按照现代的研究可知，甘草可以保护人体的黏膜。很多黏膜疾病都可以使用甘草，使其得到很好的保护，特别是肠胃疾病。

正是因为解毒效果良好，所以小孩子一生下来，因为有胎毒，一般都会用甘草水解毒，这样小孩子在生长过程中就不容易生病；也有的小孩因为消瘦，服用甘草之后便能正常生长。正如《本草纲目》记载"小儿干瘦，用甘草三两，炙焦，研细，和蜜成丸，如绿豆大，每服五丸，温水送下，一日二次"。

治疗咽喉疾病

现在咽喉疾病非常普遍，很多人不知道如何养生，其实甘草就是一个不错的选择。如果有条件，再加一点桔梗就是上好的咽喉保护措施了，比戴口罩要有意思。不过吃桔梗、甘草两味药一般会出现腹泻，腹泻完之后，咽喉不适往往就消失了，各位不必为此大惊小怪。

消炎

甘草对于很多炎症都有治疗效果。比如口腔溃疡，就可以用甘草内含进行治疗。也有的妇女出现了乳头发炎，用炙甘草6克，新汲水煎服；外用干燥的布搽乳头，免致阻塞。妇人阴部湿痒，发炎，用甘草煎汤，一天洗三五次。如果是火烧伤，烫伤，用甘草煎蜜涂搽，也可以很好地预防。

调和百药

一般来说，中医方剂之中，除了一些猛剂，为了迅猛起效而不加甘草外，治疗其他疾病的方剂中很多都会加甘草，特别是治疗慢性疾病时。很多人担心有的中药有肝毒性或肾毒性，其实中医开一个方之后，一般都会有甘草之类的解毒药，根本没必要过度担心。

甘草好处很多，以前我也写过甘草可以治疗心律失常等疾病，在此就不赘述了，主要还是说一下甘草的配伍禁忌。

禁忌

一般情况下，甘草无所忌讳，但是有肾病水肿的病人，最好少用甘草，但是也有用甘草治疗水肿的，这个就要看处方的需要了。

另外，中药十八反口诀中所说"藻戟芜遂俱战草"的甘草配伍禁忌也须注意。当然，这是专业中医的事了。

十八反歌诀

本草明言十八反，半蒌贝蔹芨攻乌。

藻戟遂芫俱战草，诸参辛芍叛藜芦。

18. 别看不起眼的山生姜（黄精），可以取代石斛

大家知道，现代社会人不炒不红，货不炒不贵，房不炒无人买，药不炒不能成网红。中药里面网红不少，不过网红都是泡沫！现今中药界的网红不

少，阿胶、冬虫夏草、石斛，个个都疗效非常，好像吃了就能上天，其实明白就里的人根本不会乱吃这些东西。

下面由我给大家扒一扒这些网红。要养生，不是非此不可，还有其他很多选择。先扒一扒石斛到底有什么功效，再找出可以替代的药物，大家就能高性价比地养生了。

石斛最大的作用就是滋胃阴。在中药处方中，石斛是一个滋胃阴的非常好的药。因为很多疾病的中晚期都会出现胃阴虚，所以经常用到石斛。由于石斛是滋阴的，所以很多温病到了后期，出现了胃阴、肾阴亏虚的时候也会用到。

石斛的第二大好处就是强筋骨，能够补益肝肾。这个是很多药难以企及的。因为补肝肾的药一般都味道很浓，气味也不是非常好，但是石斛的气味都淡，口感非常好。

因为石斛可以补肝肾，所以很多时候风湿病、类风湿关节病病人喜欢吃石斛，这样可以缓解或者改善患者的生存状态。

石斛怎么使用

石斛质硬，很多时候需要久煎才能把其中的有效成分熬出来。以中医的视角来说，石斛是偏向于滋阴的，补肝肾的，所以必须久煎才能取其质，才能取其趋下之性。

石斛有无禁忌

石斛是滋阴的，很多人身体内有湿热之气，特别是中焦有湿气，吃多了不但无益，还会出现很多问题。滋阴时如果中焦湿气重就会造成噎膈，胃口会变小，需要格外注意。特别是老年人，胃口变差了就意味着身体状况将发生大的滑坡。

玉竹、黄精，可代石斛

跟石斛很像的药有很多，但是同样可以当作食材的，有两个广为人知，一是玉竹，一是黄精。

医书记载：脂川有一个人虐待使婢，奴婢逃入山中，饿了就拔草根食，非常美，久食不饥。晚上在树下睡觉，看见草动，怀疑是虎，于是上树避之，到了第二天早上才下来，在空中飘飘像鸟一样。有家人采薪见之，告诉他的主人，设网捕不得。有人就说：难道此人有仙骨？不过服食灵药耳。后来擒而询问他，奴婢就指所食之草，其实就是黄精。

黄精"补中益气，安五脏，益脾胃，润心肺，填精髓，助筋骨，除风湿，下三虫"，既有滋脾胃之阴的效果，也有润肺的作用，更可以强腰脚坚筋骨，治疗风湿疾病。也是一味可以常服的食材，古人又称为山生姜，可见其为常见之物。

《本草纲目》记载玉竹"主风温自汗灼热及劳疟寒热，脾胃虚乏，男子小便频数，失精，一切虚损"，也基本可以替代石斛的作用与功效。

玉竹、黄精虽然没有石斛贵，但是其疗效也是非常好的，同样具备石斛的功效，作用还更广，所以大家如果要吃昂贵的石斛，不如买点黄精或者玉竹。

19. 湿气重就用白术，可治骨质增生，助人辟谷

大家都知道，中医药是打开中华文明宝库的钥匙，而中医药首先就是一座宝库，里面有很多瑰宝，只是我们有时不知道而已。

在常用的三百多种中药中，每一味药都有一个美好的故事，其中中医最常用的一味药就是白术。白术自《神农本草经》记载以来就广为人民所熟知。在《神农本草经》的时代，白术是经常被用来做辟谷的饵料，可以代替五谷杂粮的良品，那么这么好的东西到底有什么神奇的功效呢？

燥湿健脾，补气生血

大多数人了解白术可能都是从药方之中，因为很多药方都会有茯苓、白术，不过感冒药方一般除外。原因就是大多数人生病都会有中焦湿气蕴藉，脾胃运化失常，所以中医在很多药方中都会加点白术。白术燥湿，可以使脾胃功能得到很好的恢复，脾胃为气血生化之源，所以可以补气，在补气的同时也能补血，所以古人说其"在血补血，在气补气（同血药则补血，同气药则补气）"。

竹沥相伴，可以滋阴

白术滋阴，对于大多数人来说可能无法理解，因为白术是燥性的。然而，很多人用白术却可以达到滋阴的效果，包括滋阴的鼻祖朱丹溪也用白术来滋阴，为什么？

关键就在于如何炮制，一般来说炮制白术会用米泔水，然后用土炒，其实这种炮制方法是中性的，要想达到滋阴的效果，白术需要经过竹沥的炮制，而白术与竹沥一起浸泡之后，就可以滋阴了，此时滋阴而不腻，也不燥，效果非常！

 药食同源，代替五谷

《神农本草经》记载白术"主风寒湿痹死肌，痉疸，止汗，除热，消食，作煎饵。久服，轻身延年，不饥"。白术不但可以治疗风寒湿痹，还可以做饵。什么是饵？《玉篇》说"食也，饼也，糕也"。白术可以像玉米一样做成饼，可以经常食用，也可以用来充饥。

 化痰除湿，有助减肥

现代人老说自己湿气重，却不知道如何祛湿，而白术就是一个非常好的祛湿药，中上二焦的湿气都可以用白术。

宋代的许叔微自己得了下血和痰饮病，一直都治不好，后来自己悟出来了，用苍术（与白术类似，稍微性烈一些）做成丸，吃了一段时间就好了。

对于现代湿气重的人来说，白术、苍术各等分做成药丸，或者直接泡水喝，湿气可以除一大半，也能减肥。

 治骨质增生

白术属土，所以能补土，土能克水，所以当五行之水太过导致人们生病时，用白术就会收到很好的效果，古代就有人用这个治疗骨质增生。所以《备急千金要方》有"有人病牙齿退场门，艰于饮食者，名髓溢，单用白术愈"的记载。

牙齿为骨之余，所以补土可以治之。在现代疾病中，骨质增生病人也可以用大量白术治疗。如果是在腿部，每天用白术煮水浸泡一段时间，很快就能好。也可以做成饼来吃，效果非常好！

禁忌

中焦有湿热的人不适合吃白术，因为白术（现在的炮制工艺很多不够精良）有点壅滞，吃了更容易腹胀！

20. 随处可见的马齿苋，擅治各种肠胃炎

大家都知道，现代饮食不健康，人与人之间的交流也越来越不充分，情绪容易压抑，在这种情况下很多人就感染了幽门螺杆菌，得了肠胃炎，还一直治不好，用西医三联疗法往往让人非常难受，且对其他脏腑有很大的刺激作用。

其实在中国的饮食之中，或者说在药物之中有很多治疗疾病的药物，也有很多治疗疾病的神奇食物，比如今天要介绍的马齿苋。

小时候腹痛，肠炎犯了，母亲就会到菜园里摘一把马齿苋回来，直接做成可口的凉菜，拌着饭吃，很快就可以减轻症状，多喝点菜汤就能将这些问题解决。不过自从上学离开家，工作之后我就很少吃这种绿色的野生青菜了。

治疗各种痢疾、肠炎

《太平圣惠方》记载马齿粥，可以治血痢，也就是肠炎，"马齿菜二大握（切），粳米三合。上以水和马齿苋煮粥，不着盐醋，空腹食"。

《经效产宝》将这种药作为单方治产后血痢、小便不通、脐腹痛，"生马齿菜，捣，取汁三大合，煎一沸，下蜜一合调，顿服（一次性大量服用）"。

治疗阑尾炎

据有关杂志报道，马齿苋可以治阑尾炎，"生马齿苋一握。洗净捣绞汁30毫升，加冷开水100毫升，白糖适量，每日服三次，每次100毫升"（出自《福建中医药》1961，6（3）：113）。

其实，马齿苋之所以能够治疗各种肠胃炎，根本原因就在于马齿苋是寒凉的药，可以治疗热性疾病，如果出现大便溏泄而无出血情况，则不宜再用此药了。

 治疗尿道感染

尿道感染其实都是湿热，所以马齿苋可以治疗，且疗效相当可观，《太平圣惠方》记载，治小便热淋，"马齿苋汁服之"。

《海上集验方》记载，马齿苋治赤白带下，不问老稚孕妇悉可服，"马齿苋捣绞汁三大合，和鸡子白一枚，先温令热，乃下苋汁，微温取顿饮之（一次性喝一大碗）"。

 治疗各种皮肤病

马齿苋除湿热，所以凡是湿热所致之病，皆可用马齿苋，如小儿白秃，"马齿苋煎膏涂之，或烧灰猪脂和涂"。治小儿火丹，热如火，绕腰即损，"杵马齿苋敷之，日二"。对湿疹则可以用马齿苋捣绞汁搽涂，或者内服。

 禁忌

因为马齿苋性凉，滑肠，所以寒性疾病患者皆应注意，不能多服。

21. 黄连虽苦，功效非凡

当今社会，"三高"人群越来越多，找到一个无毒但又百用百灵的药变成了大家的心愿，于是大家对黄连情有独钟，黄连几乎成了一个神药。为什么中国人会如此喜好黄连呢？

 苦口良药

大家都知道，黄连是非常苦的，所谓"哑巴吃黄连，有苦难言"，说的就是黄连难吃，但是另一方面则是"良药苦口利于病"。中国人所服用的药很大一部分都是苦味的，为什么呢？这个跟大家的体质和生活习惯有关。

首先，在生活中，绝大多数的饮食都是辣酸甜淡，很少人会吃苦味的食物，即使有也只是极小部分。按照中医的观点，五味各有五味的作用，每一种味都可以帮助身体打通一些"关节"，而五味不可偏废，所以中药大多数都是苦的，以纠正众人饮食之偏。

再次，这个跟中国的地理位置有关。中国大陆架的结构是西北高，东南低，所以古话说"天不满西北""地不满东南"，而中国人普遍存在一种现象，那就是"东方实，西方虚，泻南方，补北方"。东方实，说的是五行之木太过，对应于人体则是肝太旺，所以对于一般情况的治疗就是通过泻其子，例如肝气实则泻心火，如此就能将过剩的肝气引流。

基于这两个因素，黄连大有用处。《本草纲目》记载："大苦大寒，入心泻火，镇肝凉血，燥湿开郁，解渴（单用能治消渴）除烦，益肝胆，浓肠胃，消心瘀（能去心窍恶血），止盗汗（凉心）。"可见，黄连的药效涵盖现代很多种疾病。

🍂 制衡"三高"

中医认为，一个人的体质其实跟天地人都有关，而天对于全世界人们来说都是一样的；地则各有各的不同，而中国与世界各国不尽相同；人则是不同的文化教育饮食习惯的差别。

中医认为**"天之道，补不足而泻有余；人之道，补有余而泻不足"**，所以一般情况下，人们的生活都会加重地理因素的不平衡，本来就有东方实、西方虚的特点，经过人为的耗散其真，肝越实而肺越虚，此时就要通过泻心火的方式达到治疗的目的。

现代人所谓的"三高"，高血糖其实是脾胃虚，一旦泻心火，则火往生脾土的地方走，即可治脾胃虚弱，所以黄连有一个非常有意思的功效就是厚肠胃，就是说可以加强肠胃功能；高血脂其实就是湿气凝结在人体，成为血瘀的要素，黄连苦寒可以燥湿，可以将这些污浊之气排出体内；高血压大多数情况下就是因为肝火上亢导致的头晕目眩，对于这些黄连都可以很好地制衡。可见，黄连成为国民好药，也不是没有原因的。

☯ 22. 只要医术精深，"灰尘"也可治病

我很小的时候听父辈和祖父说起，一个真正的中医是什么样子，只需要

三只手指，一个脑袋，即使没有药房也可以治好大多数疾病，听到这句话，估计现代很多医生都觉得是"出家人打诳语"，然而，如果我们看了一些医家的手法，就会被大大震惊。

比如小时候，我如果腹痛，一般会找点木香，吃下去，马上就不痛了；如果上火了，找点风化的泥，泡水喝，马上就没问题了。在还没长大的时候，对此一直觉得很神奇，直到自己学了中医的本草和很多理论之后才知道此中奥妙。

香灰可止血

小孩子喜欢玩刀类玩具，或者时常被一些尖锐的东西伤害，不小心出血了，怎么办？如果是现代的人，那就不得了了，要进医院，要搽碘酒，才能治好。

殊不知，搽碘酒是可以防止感染，但是皮肤里的很多共生菌也被伤害了，人体要恢复皮肤的功能还需要很久。如果是懂中医，稍微弄点香灰，或者角落的石灰石粉末，搽一下，两三个小时就结痂了，三四天就好了。香灰其实就是一种百草霜，而百草霜是中医用来止血的圣药，几乎所有的出血疾病都可以使用百草霜。

白垩可以治疗胃酸过多

《神农本草经》中的白垩，可以治疗鼻出血，也可以治疗平常的出血。白垩就是以石灰石为主要材料的粉末，石灰石又叫作碳酸钙，是一种钙盐，胃酸过多者一般都是胃中盐酸过多，碳酸钙与盐酸发生离子反应，就会形成氯化钙与碳酸，没有任何有毒物质产生，对于缺钙的人还可以补充一点钙。

《本草纲目》记载白垩可以治疗男女胃酸反胃，有的时候加点干姜温胃，加点米醋通经散结，全是一些食材，根本没有任何伤害人的有害物质。

白垩可以治疗宫寒

因为白垩是苦温之药，所以对于胃寒，对于女子宫寒，或者男子宫寒，女子因为寒凝经脉产生的癥瘕也有非常好的治疗作用，在孙思邈的《备急千金要方》之中，很多妇科疾病的方中都加了白垩作为主要药物。

有的时候，小孩子长痱子，也可以用白垩水飞（一种加工方法，可生产极细的药粉）之后，外敷，也具有很好的治疗作用。

第二章　脾胃疾病适用本草

中国哲学讲，仁者无弃人，智者无弃物，一个真正的仁者，天底下的人都是他改善的对象，都是有价值的，一个真正的智者，就能够将天底下的物品都加以利用，为人类，为社会，为大自然服务。

23. 东边墙壁的泥土，是各种剧毒的解药

中医特别讲究五行，所以凡是药物都可以用五行来解释，这也是中医的神奇之处，很多人对此非常不理解，认为这是神神道道的，笔者只能叹气了。这些说法，真的有时候很让人费解。

比如，一个人根据别人的出生年月日的五行结构就可以大概估计一个人一生的历程，这不是开玩笑吗？然而，事实就是这样，事实胜过雄辩，反正也不是我们一两句话能解释清楚的，所以就"姑妄说之"了。

人为什么会中毒

大多数的中毒都是因为肠胃原因引起的。如果肠胃不能将有毒物质分解，有毒物质会进一步渗入人体的各个脏腑，所以人体最重要的解毒器官其实是肠胃，而不是肝，肠胃是人体防卫疾病的第一道门槛。

大多数的毒素其实伤害的都是肠胃，所以中医认为"**脾胃虚为百病之本**"，如果脾胃不虚，就不会有各种疾病，对于外感疾病也是如此。

日本经方医学的泰斗人物汤本求真有一个经典的断言（全文引于下）：

"因细菌学者，虽以先天的或后天的免疫性说明此等事实，而其所谓先天的及后天的免疫性二者，均无适合于细菌之寄生繁殖之自然的培养基，即无自家中毒证之谓也。假令虽有许多细菌侵袭人身，而体力旺盛者无余地可乘，但若祖先或父母有瘀血遗传，或起居饮食不节，酿成食、水、血三毒之停滞，即广义的自家中毒证，则对于细菌不唯抵抗力减弱，且具有适于寄生繁殖之培养基，使成立为传染病者也。"

中毒后怎么办

大家都知道中毒了，可以用甘草，可以用升麻，可以用绿豆，但是忘了一个最好的药，那就是来自四海八荒无处不有的泥土。如果在荒郊野外，你

学中医　用本草

哪里能买到甘草，买到绿豆呢？在泥土之中，有一种叫作东壁土，也就是东墙上的泥土，效果最佳。

古代医书，多处记载东壁土疗毒，如《肘后备急方》（就是那本帮助屠呦呦研究员获得诺贝尔奖的巨著）记载："药毒烦闷欲死者。东壁土调水三升，顿饮之。"

如果是中了草药之毒，比如乌头、附子毒，也可以用东壁土，《通变要法》记载："解乌头毒：不拘川乌、草乌毒。用多年陈壁土，泡汤服之。冷水亦可。"

如果吃了有毒的猪肉，或者牛肉，也可以用这个解毒，《集玄方》记载：解六畜肉毒，以"东壁土末，水服一钱，即安"。

🍄 为什么泥土可解毒

中医认为，泥土属土，可以补脾胃，对人非常有益。按照现代的解释，则是这些泥土之中有大量的放线菌孢子，而放线菌是动物体内特别是肠道内的优势菌种，它们的好坏直接关系到身体的健康，吃了这些土之后，可以改善体内的微生态环境。

🍄 怎么"吃土"

东壁土效果最好，如果没有，其他土也是有治疗效果的，只是疗效稍微差一点。

☯ 24. 萎缩性胃炎怎么办？就用一贯煎"一以贯之"

胃炎是困扰中国人的一个大问题，大多数胃炎患者其实都是幽门螺杆菌感染造成的，但是也有的胃炎并不是如此简单，比如萎缩性胃炎。

🍄 中医怎么治胃炎

一般情况下，慢性萎缩性胃炎多属肝胃不和。肝胃不和会有口吐酸水，胸胁痛，中医将这种疾病也叫作肝气郁滞。很多情志疾病都跟这些因素有关，这种疾病大多数时候可以用疏肝解郁的方式治疗，比如用四逆散、柴胡疏肝散治疗。

但是有一些病人就是"冥顽不灵",治好了，隔几天不吃药又开始反复，这时该怎么办？

这个时候就必须考虑久病伤阴，因为肝胃不和说白了其实就是肝太过，而胃不及。根据中医的治疗法则，对肝胃不和可以治疗肾，所以清代的魏之琇在《柳州医话》中自创一方，名一贯煎，用北沙参、麦冬、地黄、当归、枸杞子、川楝子六味，出入加减投之，应如桴鼓。口苦燥者，加酒黄连尤捷。可统治胸痛吞酸吐酸疝瘕一切肝病。

治胃炎为什么要滋阴

魏之琇说："世人多用四磨、五香、六郁、逍遥等方，新病亦效，久服则杀人；又有玉桂亦效，以木得桂而枯也，屡发屡服，则肝血燥结，少壮者多成劳病，衰弱者多发厥而死，不可不知。"

正是因为久病，肝胃不和导致胃气大大受伤，此时如果再用行气之药则人受不了，很多人则出现虚证，很多病人用逍遥散或者柴胡疏肝散治疗无效，是因为津液耗伤较厉害，所以需要滋阴，这时试一试一贯煎，效果往往非常突出。

这个方治疗肝肾阴虚的效果非常显著，所以魏之琇认为此方可以通治肝肾阴虚疾病，故而取孔子"吾道一以贯之"之意，取名一贯煎。

方解

一贯煎以生地黄、沙参、麦冬为主，既可以滋肾阴又可以滋胃阴，补肺阴，沙参还具有人参的作用，补而不温，主要是在肾、胃之阴上做文章，另外枸杞子滋阴，主要是滋肝阴，当归补肝血，再加一味川楝子，肝肾胃肺之阴皆补，除心脾两脏之外，其余三脏之阴皆得到了很好的补充。

所以久病涉及肝胃，多有阴虚的情况，一贯煎大都可以治疗。一贯煎可以治疗那么多涉及肝肾胃阴虚的疾病，一个萎缩性胃炎自然不在话下了。

25. 灶心之土，止血堪比三七

大家都知道三七是一味非常好的中药，特别是在外伤中使用非常多，是止血、活血的圣药。现代人因为种种原因，很容易出现血液黏稠等情况，正是因为如此，所以三七价格相对较高，但是在中药之中，还有一些不为人知，但又非常常见的中药，有一种中药堪比三七，且比三七效果更加广泛。

绰号伏龙肝

这个药就是我们常常用来治疗出血的伏龙肝，也叫作灶心土。古人认为，灶心土经过了火烧，所以具备止血的功能，凡是经过火烧的炭类都可以止血。《本草纲目》记载，伏龙肝辛，微温，无毒。这种药就是一个非常好的补药，一般补药都是微温，有辛味则可以通经活络，所以伏龙肝的治疗作用有很多，都是根据此药性而来。

止血养血

《本草纲目》记载，伏龙肝可以治疗妇人崩中吐血，止咳逆血。可以止鼻洪，尿血泄精，催生下胞及小儿夜啼。其实这些疗效都是因为伏龙肝可以止血、养血，对于很多因为出血导致的血虚患者，用伏龙肝泡水喝非常有效。

很多妇科病也可以用伏龙肝治疗。比如产后血气攻心痛，恶物不下，"用灶中心土研末，酒服二钱，泻出恶物，立效"。

治疗脾胃病

伏龙肝跟很多泥土一样，都属于土，所以可以治疗脾胃病，比如我们现代说的肠胃炎，也就是古代所谓的肠风；也正是因为可以补脾胃，所以可以治疗妇科带下，《大全方》记载：治疗赤白带下，日久黄瘁，六脉微涩者，用伏龙肝（炒令烟尽）、棕榈灰、屋梁上尘（炒烟尽）等分。为末，入龙脑、麝香各少许，每服三钱，温酒或淡醋汤下。一年者，半月可安。

因为脾开窍于口，所以舌头的问题也可以用这个方治疗，《太平圣惠方》记载，治疗重舌肿木，"用伏龙肝末，牛蒡汁调涂之"。

治疗神志病

对很多神志失常的病人，也可以用伏龙肝治疗。因为中医认为神志病一般与心血有关，血舍神，神志有问题都跟血有关，伏龙肝可以治疗血液病，一般也可以治疗神志病，比如治心痛狂癫、风邪蛊毒、中恶猝魇等。这些疾病在中医看来其实都是神志病，也不是什么神神道道的神秘疾病。

🔵 治疗狐臭

现代很多人都有狐臭，网上也有很多除狐臭的药物，大家花大价钱买，殊不知我们每个人家（烧柴火的）中都有药，大家舍近求远而已，《肘后备急方》记载诸腋狐臭："伏龙肝末，频敷之。"

🔵 治疗化脓性感染

其实现代所谓的感染，在古代也有，古代将这些疾病大而化之而已，比如伏龙肝就可以治疗各种化脓性感染，《外台秘要》记载可以治疗一切痈肿："伏龙肝，以蒜和作泥，贴之，干再易。或鸡子黄和亦可。"

《备急千金要方》治疗杖疮肿痛："釜月下土为末，油和涂之，卧羊皮上，频涂。"还可以治疗灸疮肿痛："灶中黄土末，煮汁淋之。"

☯ 26. 喝墨水也能治病？确实如此

小时候，经常听见大人们说，"还要乱说话的话，就给她（他）灌屎"，就是说当一个人神志不清楚的时候，胡言乱语，甚至疯狂的时候，就可以通过灌大便进行治疗，其实大便水也是一种中药，经过澄清的大便水就叫作"金汁"。说起金汁，我们的国人有一个很有意思的现象，比如老祖宗留下的治疗方法，以大便水澄清之后的金汁入药，那就是不讲卫生，那就是封建迷信。但是，突然有一天，哈佛的某个医学院治疗肠道感染，用大便治疗好了，大家就纷纷表示好新鲜，好有创意。

用金汁治病确实让人惊讶不已，其实，中医还有一种东西可以用于治病，乍听起来也让人匪夷所思，那就是墨汁（**用天然材料和传统工艺制作的才行，古代多用松烟入墨，现代化工产品不可用，切记**），一般来说，称呼一个人有文化，都说他是喝墨水长大的，其实在治疗疾病的过程中，也经常采用喝墨水的方式。

🔵 治疗吐血、鼻血

小时候见过人被气得吐血，然后爷爷一辈的人就弄点墨水，让吐血的人喝下去，很快就将血止住了，如果是现代，那就得打110，各种检查，不折腾三天三夜誓不罢休，其实这种病折腾之后往往延误了最佳治疗时机，对人的伤害反而更大。

墨水可以说是止血的专业户，比如《集简方》记载吐血不止："金墨磨汁，同莱菔汁饮。或生地黄汁亦可。"《梅师方》用来治疗鼻血不止，眩冒欲死，"浓墨汁滴入鼻中"。《外台秘要》用来治疗热病衄血出数升者，"取好墨为末，鸡子白丸梧子大。用生地黄汁下一二十丸，少顷再服，仍以葱汁磨墨，滴入鼻内，即止"。

治疗肠胃出血

一般出现大小便出血，都是内部有炎症，而墨汁可以治疗这些疾病，比如《本草衍义》记载治大小便血，"好墨细末二钱，阿胶化汤调服。热多者尤相宜。对于尿道感染，猝淋不通，《普济方》用好墨（烧）一两，为末。每服一小勺，温水服之"。

治疗难产

对于难产的病人，吃点墨水，马上就轻松生产了，比如《肘后方》就记载治妇人难产，"墨一寸，末之，水服立产"。有的胎死腹中也可以用此法治疗，"新汲水磨金墨，服之"。产后胞衣不出，痛引腰脊，"好墨，温酒服二钱"。

治疗眼中进异物

小时候，眼睛里面经常会飞进蚊子，有的时候只需要父母吹一下就好了，但是有的时候也需要用到中药，这个方法就是用点浓墨，点在上面，异物就出来了。

☯ 27. 妇女之友百草霜，农村家家都不缺

虽然农村普遍存在缺医少药的情况，但是农村人的确相对少生病，也不会稍微经历一点风吹雨打就病快快的，特别是妇女同胞。其中一个原因就是

我们今天要介绍的这味药。

这种药就是百草霜。因为是灶中锅底凝结的诸多草灰，所以叫作百草霜，名字非常雅，疗效也是很好的。农村妇女稍微有点疾病，除了感冒，基本都是用益母草、百草霜、煎鸡蛋解决。这种方式既可以做药，又可以补虚。要说中医的鼻祖是名厨师伊尹，从这个事情可以看出端倪。小时候受伤了，不管什么地方，都会用百草霜涂在上面，如果出血了，可以很好地止血，如果有瘀血，则可以活血化瘀。

百草霜到底有什么好的？其实，百草霜的运用非常多，下面就给大家说说：

化食积

很多小孩子得病都是因为食积，但是现代的小孩子得病，很多都是感冒，而且动不动就感冒，使小孩子的抵抗力一代不如一代，很多小朋友几乎每个月都要进医院，真的不知道现代的医疗条件那么好是怎么搞的。

其实中医处理儿童疾病，非常简单，如果是食积，唐代医家就用这种药消化积滞，入下食药中，山楂、百草霜一起用，效果非常好，搭配其他化食积的方子也不错。

治疗妇科疾病

百草霜几乎可以治疗所有的妇科疾病，因为妇科疾病很多都是血病，而百草霜是治疗血病的神药，可以止血、活血、补血，跟当归没什么差别。

《杜壬方》记载："胎前产后，逆生横生，瘦胎，产前产后虚损，月候不调，崩中。百草霜、白芷等分，为末。每服二钱，童子小便、醋各少许，调匀，热汤化服，不过二服。"

说白了，不管是怀孕前的调经、白带，还是怀孕后的保胎，或者生孩子之后的各种保养，都可以用百草霜作为补药，配合白芷、童子便等药，疗效更佳。

治疗黄疸

慢性肝炎到了后期阶段一般都是瘀湿互结，有的时候很难处理，如果处理不当就会发展成为肝硬化等更加严重的肝病，一般判断肝炎患者是否有瘀血就是看大便，如果大便黑，则必定要加活血化瘀的药，其中百草霜就是治疗这个病的首选。

 治疗肠炎

很多肠炎其实都是古代所谓的痢疾，而百草霜就是治疗这种痢疾的好药。邵真人《经验方》记载脏毒下血："百草霜五钱，以米汤调，露一夜，次早空心服。"《续十全方》用百草霜治疗暴作泻痢："百草霜末，米饮调下二钱。"

对于儿童痢疾肠炎，《全幼心鉴》里面有一个妙方，叫作驻车丸："用百草霜二钱，巴豆（煨去油）一钱。研匀，以飞罗面糊和丸绿豆大。每服三五丸，赤痢，甘草汤下；白痢，米饮下；红白，姜汤下。"

 治疗各种疮疡

大家都知道，疮疡的根本原因其实就是气滞血瘀，所以用百草霜治疗这个疾病刚好对症。《证类本草》用百草霜治疗头疮诸疮："以醋汤洗净，百草霜入腻粉少许，生油调涂，立愈。"效果非常快，就好比用百草霜止血，效果也非常快！

《外台秘要》记载用这个治疗瘰疬出汗（即现在所谓的化脓性指头炎）："着手足肩背，累累如米。用灶突墨、灶屋尘、釜下土研匀。水一斗，煮三沸，取汁洗，日三四度。"

百草霜的用法很多，在此只举几个非常常用的，不过已经非常多了，大家去农村的时候，别忘了带点回城里，那可比十全大补丸实惠多了！

☯ 28. 君子如玉，并非只用于观赏

玉文化是中华文明的特色，一直以来都是一种高雅的事情，比如周礼规定，诸侯如果要朝见天子，只能用玉，诸侯之间的见面礼也只有玉才行。汉代的律法甚至规定了诸侯王的陪葬品之中玉的规格。玉是一种身份的象征，并不是随随便便哪个人都可以佩戴玉的。

东汉时期的许慎写了一本关于文字的书，叫作《说文解字》，他记载："玉乃石之美者。有五德：润泽以温，仁也；理自外可以知中，义也；其声舒

扬远闻，智也；不挠而折，勇也；锐廉而不技，洁也。"可以说，玉就是一种君子的代名词，是非常珍稀的东西。

为什么玉有那么高的价值

其实一种东西之所以能够变成名贵的东西，肯定有其原因，其中使用价值便是其重要原因之一，除此以外，玉之所以能够被那么多人喜爱，其药用效果也是原因之一。

清热滋阴

玉是山之精，属于阴性的药物，所以一般来说有滋阴的作用，长期服用，具有良好的效果，所以《神农本草经》记载玉"主五脏百病，柔筋强骨，安魂魄，长肌肉，益气，利血脉，久服耐寒暑，不饥渴，不老神仙"。

虽然大家不服用玉，但是平时作为饰品佩戴在身上，也可以很好地得到滋养，这就是中医药的神奇之处，因为中医用药有时是取其味，有时是取其气，佩戴玉器就是一种取其气的方式。对于很多阳气旺盛之人有很好的作用。

防腐

古代埃及有防腐技术，那是把人做成"人干"的方式，变成了现代的木乃伊，而中国人用来防腐的就是玉，《神农本草经》记载过用玉防腐，"人临死服五斤，三年色不变"。

消除人体瘢痕

玉对人体的肌肤有修复作用，《圣济总录》记载，治疗面身瘢痕，"**真玉日日磨之，久则自灭**"。汉代也有一个故事，王莽对孔休玉说，你的脸上有瘢痕，可以用美玉每天磨一磨，后来如其法，瘢痕被消除了。

治消渴

在糖尿病高发的现代，治疗糖尿病的方式有很多，但是每一种方式都不太可能完全治愈，只有维持生活，这时可以考虑在平时多用一些玉，比如佩戴玉饰品。

再有一个好的方式，那就是买一些碎玉，价格不高，但是碎玉可以放在茶杯中反复泡茶，这样喝也可以起到治疗作用。

总之，好玉有好玉的价值，碎玉也有碎玉的价值，主要看我们怎么用了，如果只是将玉作为一种投资标的，没有利用其内在价值，就有点买椟还珠的遗憾了。

29. 巴豆是泻药，为何古人却长久服用，且可"令人色好神仙"

大家都知道，巴豆是非常性烈的泻药，除了电视剧之中经常提到，很少有人经常使用，除非遇见了需要的病情，否则不会轻易使用，但是古代却有人用来修炼神仙术，为何？

《本草纲目》记载，巴豆生温、熟寒，有大毒。除非遇见真正需要泻下、需要散结的情况，一般不会轻易使用。

治疗妇科闭经

巴豆的诸多作用之中，有一个最主要的作用就是治疗女子闭经。因为闭经的主要原因就是经脉不通，而巴豆是一个非常好的通结散寒的药，所以《名医别录》说"巴豆，主治女子月闭，烂胎"，对于妇女胎死腹中也有很好的作用。

治疗脾胃陈寒

虽说巴豆是一味毒药，但是针对脾胃寒气重，又有健脾胃的作用，《药性赋》说巴豆"削坚积，荡脏腑之沉寒，通闭塞，利水谷之道路"，对于很多肠胃有寒气的人来说，巴豆的泻下功效其实有非常好的作用。

比如现代的很多人四肢冰冷，但是同时又有大便秘结，这时可以在用的药方中加入一点巴豆霜，就能取到很好的效果。由于大便秘结会影响人的神志，也可以影响人的皮肤，泻下之后，脏腑通畅，所以古人修神仙术时服用一些，就可以"令人色好神仙"，色好是因为体内的陈寒之气被排出来了，"神仙"则是因为体内没有了杂秽之物，让人感觉非常好。

李时珍明白这个道理，治疗一个内有陈寒的病人，效果非常好，据记载："一老妇年六十余，病溏泄已五年，肉食、油物、生冷犯以即作痛。服调脾、升提、止涩诸药，入腹则泄反甚。延余诊之，脉沉而滑，此乃脾胃久伤，冷积凝滞所致。王太仆所谓大寒凝内，久利溏泄，愈而复发，绵历岁年者。法当以热下之，则寒去利止。遂用蜡匮巴豆丸药五十丸与服，二日大便不通亦不利，其泄遂愈。"

可见，只要内有陈寒"脉沉而滑"，这种脉象是里有寒气，而且有大量实邪，泻一些，疗效就好了。

如何使用巴豆

巴豆生猛而熟少缓，所以最好的用法就是用炒过之后的巴豆；另外，巴豆的有效成分主要是巴豆的油，所以一般也会使用巴豆霜。如果怕使用失误，则可以用量从小至大。

如何解巴豆毒

巴豆是非常性烈的中药，用量不准的话很容易出现中毒，不过一物治一物，巴豆毒可以用大黄、黄连、凉水、黑豆、绿豆汁解其毒。只要**服用巴豆后腹泻太过，服用凉水或者绿豆汁即可**，简便易行。

30. 老人便秘，大多数是虚，补命门火、通阴阳很重要

很多人都有便秘，特别是老年人。便秘分很多种，其中最常见的就是虚性便秘，虚性便秘又分气虚和阳虚，气虚的便秘患者可以通过服用补气之药达到治疗的效果，而阳虚的便秘患者则需要补阳气。

对于大多数老年患者来说，习惯性的虚性便秘以阳虚最为常见。一般老年人由于气血运行较慢，营卫之气不能一日一夜运行50度，正因为如此，很多人出现阳不入阴，导致失眠。老年人一般都是不能寐，而年轻人则大多数是睡不醒，这跟阴阳气之间是否通畅有密切的关系。

老年便秘的原因

老年人就是因为阴阳气之间不相顺接，出现了阴阳不通，所以很多患有失眠、便秘。这个时候治疗便秘就可以使用通阴阳的办法，比如用降胃气的方式治疗。宋代留下的《太平惠民和剂局方》就有一个非常有名的专门治疗老年便秘的方子——半硫丸。

 半硫丸如何用

古书记载：半夏、硫黄等分，生姜糊丸，名半硫丸。可见，半硫丸由两味药组成，一味是半夏，一味是硫黄，"半夏能主痰饮及腹胀者，为其体滑味辛而性温也。滑则能润，辛温能散亦能润，故行湿而通大便，利窍而泄小便，所谓辛走气，能化液，辛以润之是矣"。正因为如此，朱丹溪也喜欢用二陈汤治疗便秘。

硫黄是一味非常温补的中药，《本草纲目》认为硫黄可以补命门之火，老年人一般都会有命门火虚的情形，所以在治疗老年虚性便秘时加一点硫黄，能够很好地改善老年人阳虚的症状。

 硫黄性烈，如何使用

大家都知道，硫黄本是火中精，稍不小心就着火了，所以中医认为硫黄也是性烈的，所以服用的时候需要注意。古圣先贤也提出过不少非常好的服用办法，比如民国的大医张锡纯就发明了一种方法，可以使硫黄变得更加温和，"用白萝卜挖一个孔，将硫黄放到里面煨熟，然后服用。服用时从少至多，出现四肢温暖即是见效"，大家可以按照张锡纯的思路服用。

总之，半硫丸是一个既可以补命门之火，又可以通阴阳的好方，且简便易于制取。

31. 小孩喜欢流口水，就用温脾汤

小孩子流口水是非常常见的现象，小孩子刚出生当然不会有明显的流口水现象，随着月份的增长，口水开始慢慢增多。当小孩子开始长牙齿的时候，

流口水量到达了顶端，其后口水又会开始慢慢减少，然而有一些小孩尽管已经长大了，还是会经常流口水。

液体分几种，涎为脾之液

中医将人体排出来的液体分成几种，涎液是脾之液，鼻涕是肺之液，眼泪是肝之液，汗是心之液，唾液是肾之液，只要其中的某个液体出现了异常，就可以通过治疗相对应的脏腑来除疾。

流口水有什么危害

一般来说，口水属于涎，如果口水多代表涎液多，而中医认为涎为脾之液，说明小孩脾虚。反过来，如果小孩的涎液流失过多又会伤害脾，使得脾气越来越虚。

因为涎是阴寒性质的液体，对于小孩来说一般就是脾胃虚寒，治疗多从温脾入手，可以用温脾汤加减：丁香、木香、半夏、白术、干姜、益智仁、乌药。

成年人流口水怎么办

对于很多成年人肯定也有过睡觉之后流口水的现象，面对这种患者，我们同样可以用类似的治疗方法，其中不管是小孩或者成年人，治疗涎液过多都需要从燥湿健脾的角度，其中最重要的是燥，比如用天南星、半夏一类的燥湿之药。

32. 半夏不仅能祛痰，还是健脾的好药

半夏这味药，几乎所有人都知道可以用来治疗痰饮，而且凡是痰饮疾病都可以用之，不管寒热，只要搭配得当，便可以获得非常好的疗效。

半夏除了可以抗肿瘤、除痰核、祛痰、治疗咽喉炎、止呕，其实还有一个非常大的作用就是健脾祛湿。

《本草衍义》的作者认为："今人惟知去痰，不言益脾，盖能分水故也。脾恶湿，湿则濡而困，困则不能制水，《经》曰：湿胜则泻。"半夏性燥，是

阳明经的好药，日常生理上，脾胃喜好是相反的，胃喜欢滋润，脾则喜欢燥，所以治疗胃病一般要考虑胃阴虚，而治脾病则主要考虑脾阳虚，半夏就是一味针对脾阳虚的好药。

比如古代就有医家用半夏治疗腹泻，《本草纲目》记载："一男子夜数如厕，或教以生姜一两碎之，半夏汤洗，与大枣各三十枚，水一升，瓷瓶中慢火烧为熟水，时时呷，数日便已。"

所以有的本草著作认为"治太阴痰厥头痛，非此不能除"，有些头痛是因为体内水饮重，导致大便溏泄，皆可使用半夏。同时，半夏又是一味可以治疗便秘的好药，所以半夏对人体的作用是非常广的，不管是腹泻还是便秘，都可以考虑使用。

 禁忌

任何药都有禁忌，半夏也不例外，**半夏除了与乌头相反之外，还忌羊血、海藻、饴糖。**

半夏有毒，不过这种毒性可以用水泡的方式，连续泡三天三夜，甚至七天七夜，每天换一次水，即可将毒性去除。

 # 33. 半夏秫米汤一碗，沟通阴阳治失眠

人为什么会失眠

失眠是一个永恒的话题，自古及今，很多人为失眠困扰，但是中医认为失眠的一个重要原因就是阴阳不通，所以**治疗失眠以通阴阳为要义。**

中医认为，人体的阳气或者说卫气一天一夜围绕人体转一圈，晚上就要回归到阴分，如果不能回归，就会出现目不瞑而失眠。

这种失眠如何治疗

对于阴阳不通，其实就是一个阳明胃气的问题，绝大多数的阴阳不通都是胃出了问题，也有一部分阴阳不通是厥阴经出了问题，只要是失眠，大多数都是足阳明胃经出了问题，所以《素问》曰："**胃不和则卧不安。**"凡是能

和胃气而通阴阳的药都可以治疗失眠。

所以治疗失眠的第一要义就在于和胃气。《灵枢》记载：**"阳气满不得入于阴，阴气虚故目不得瞑，饮以半夏汤，阴阳既通，其卧立至。"**

半夏汤怎么用

半夏汤有两个主要成分，一是半夏，一是秫米，这两味药都是和胃气的，一个偏滋润，一个偏燥，结合在一起就可以达到非常好的治疗效果。

但是仅仅如此还是不够，还需要"以流水千里以外者八升，扬之万遍，取其清五升煮之"，水还很有讲究，因为东流水扬之万遍，就具备了流通之性，更能将阴阳之间的隔阂打开。

这个药必须久煎，一般治疗胃病、中焦疾病的方剂都必须久煎，才能达到和胃气的作用。半夏汤以水 5 升煮成 1 升，然后每日三次温服才能达到神奇的疗效。

"故其病新发者，覆杯则卧，汗出则已矣；久者，三饮而已也"。用半夏治疗失眠，疗效非常好，不管是半夏汤还是其他含有半夏的方，都有治疗失眠的效果，但是必须量足方能有效。

34. 湿气重，老吃薏米无效，何不试试半夏

大家都知道，现在有不少人湿气的确很重，但是这种湿气却无法去除，很多人一直都在祛湿，但一直湿气重，其中必有缘由。

一般而言，湿气的部位分上、中、下，除湿的方法也很多，大家最常用的是利湿，就是通过服用可以利小便的药，增加小便的排放量，从而达到治疗的效果，其实这种思路只适合一类湿气重，那就是下焦湿气，对于中、上二焦的湿气是没有办法的。

中焦湿气是怎么形成的

中焦主要有两个脏腑，一个是脾脏，一个是胃，脾胃虚弱是导致中焦湿气重的根本原因。而对于足阳明胃经，其实最主要的作用就是燥，阳明主燥，也很容易有燥热，一般人如果阳明的燥气功能良好，就不会出现问题。

如果阳明的燥气不足，导致湿气侵害脾脏，就会形成中焦湿气重，中焦湿气重主要表现在：胃口不佳，吃点就饱，或者有痰，吃点油腻的食物就反胃，甚至有的人平时也会出现反胃吐水的现象。

中焦湿气分几种

在确定中焦湿气之后，还需要将湿气分类，才能真正解决。中焦湿气总体看来可以分成三类：风湿、湿热、寒湿，这三种湿气都不同程度地危害着我们的健康。

不过，不管是风湿、湿热，还是寒湿，都是因为湿。风湿主要表现为有表证，如有感冒等特征，湿热和寒湿才是最常见的。

如何处理中焦湿气

只要是中焦的湿气，都需要从燥湿入手，所以在治疗中焦湿气的时候，有一味药是非常常用的，而且疗效非常显著，那就是半夏。

如果是湿热，那么就在半夏的基础上加黄芩、黄连等药，可以达到阴阳平和的效果；如果是寒湿，或者说是痰饮，出现呕吐清水的现象，就可以直接用小半夏汤，或者小半夏加茯苓汤。

半夏有毒，如何使用

半夏是有毒性的，会让人咽喉不适，声哑，但可以解除。第一种解毒的方法是将半夏在水里浸泡七天七夜，每天换一次水，这样毒性就大减了；第二种方法就是服用半夏的同时服用生姜。对于咽喉老是有痰，体内湿气又重的人来说，特别是中焦湿气重，则可以考虑服用含有半夏的二陈丸，或者直接服用小半夏汤。

35. 半夏有毒却能给孕妇吃，妙在"有故无殒，亦无殒也"

学中医的过程中，一开始需要做的就是背诵十八反、十九畏、妊娠用药禁忌歌，因为这些是一个人从事医疗实践最容易出问题的关键点，笔者也不例外。第一次背诵的就是十八反，开宗明义，然后就是十九畏，再则妊娠用药禁忌歌。

十八反歌诀

本草明言十八反，半蒌贝蔹芨攻乌。
藻戟遂芫俱战草，诸参辛芍叛藜芦。

十九畏歌诀

硫黄原是火中精，朴硝一见便相争。
水银莫与砒霜见，狼毒最怕密陀僧。
巴豆性烈最为上，偏与牵牛不顺情。
丁香莫与郁金见，牙硝难合京三棱。
川乌草乌不顺犀，人参最怕五灵脂。
官桂善能调冷气，若逢石脂便相欺。
大凡修合看顺逆，炮爁炙煿莫相依。

妊娠用药禁忌歌诀

蚖斑水蛭及虻虫，乌头附子配天雄。
野葛水银并巴豆，牛膝薏苡与蜈蚣。
三棱芫花代赭麝，大戟蝉蜕黄雌雄。
牙硝芒硝牡丹桂，槐花牵牛皂角同。
半夏南星与通草，瞿麦干姜桃仁通。
硇砂干漆蟹爪甲，地胆茅根土鳖虫。

说也奇怪，古人其实早就知道半夏对孕妇不利，所以在妊娠用药禁忌歌中明确说明"半夏南星与通草"，这几味药在一般情况下，都是孕妇不宜服用的，但是有些人却在治疗疾病时，不得不使用，到底为何？

比如日本汉方大师矢数道明就试图用中国所谓的活血化瘀药打胎，但是结果却令她非常失望，因为没有一例成功的，虽然那个时候流行流产，最后还是求助于妇产科医生，做手术。

由此，这个汉方大师得出了一个结论"笔者在前述学会上报告后，山田会长曾警告说：'决不可得出服用汉方药可导致流产的轻率推论'，以免新闻记者据此写出夸大报道。这完全是妥当的发言。正常体力的孕妇，对于薏苡仁、半夏等生药，看来是不必过分担心的。如果半夏可以造成流产的话，那么，妊娠恶阻时，就不可能使用小半夏加茯苓汤进行治疗了！"

 为什么孕妇禁忌之药有时也可以不禁忌

要明白孕妇禁忌之药为什么可以不禁，就必须明白中药的作用机制。中药里也有不少是有毒的，有毒就会对人体有害，但正是因为这些中药有毒，也就是有偏性，才能治疗人体的疾病。

另外，中医有一个说法就是"毒药有病病受，无病身受"。《素问·六元正纪大论》中有关于孕妇用药**"有故无殒，亦无殒也"**的说法，后世张景岳说："大积大聚之故，有是故而用是药，所谓有病则病受之……非用毒药不能攻，攻亦无害，故可犯也"。所以在遇见孕妇呕吐时，张仲景以小半夏汤治疗，遇见孕妇感冒发热时也会用小柴胡汤，这些方剂都含有半夏这种"孕妇禁忌之药"，一般中医在使用时都非常谨慎。

 理性对待毒药

现代很多人反对中医都是以现代研究发现某个中药有毒，能够损伤肝，能够损伤肾等为理由。事实刚好相反，如果一个药无毒性，那么就意味着这个药没有偏性。对于人体来说，没有偏性的东西是不可能矫正人体本身的偏性的。

所以《黄帝内经》说：**"大毒治病，十去其六，常毒治病，十去其七，小毒治病，十去其八，无毒治病，十去其九。"**就是说，对于大毒药物，治疗疾病到六成的程度就要停药，而用一些中小毒的药物，可以十去其七八，至于养生，则尽量不服用有毒药物。

综上所述，把握住一个合理的度，才是中国文化的精髓，才是中医的精妙之处。

☯ 36. 呕吐反胃恶心怎么办？中药半夏有奇效

吃东西反胃，喝水都作饱，对于一个人来说是非常痛苦的。在现代医学看来，呕吐有很多是因为神经性，或者反射性呕吐，胃和肠道内容物（食糜）由于受到强力挤压经过食道由口腔吐出。

中医也将呕吐分为不同的种类，但是大类上，腹泻多属于脾，呕吐多属于胃，所以只要出现呕吐，不管是痰饮呕吐还是肝胃不和，或者是中焦有积热，都是与胃相关的疾病。

胃的功能是什么

总体来说，胃是消化器官，中医将胃的功能定义为水谷之海，胃气也是生命的活水源头，所以出现呕吐对人来说伤害是很大的。

除此之外，胃还有一个功能，那就是胃主降浊，脾主升清，如果是胃出现了问题，则会有浊秽之物不能下降的情况，整个人体也将出现气机的不正常。

所以，历来医家都很注重脾胃的功能，将脾胃的升降看作是人体气机升降的枢纽。

出现呕吐的原因有哪些

理论上，出现呕吐的原因有很多，但是根据胃为阳明，其气为燥气的特色，胃不能降浊，最大的因素就是因为胃中燥气不足，阴寒之湿邪太过，才会导致胃气不降。

除此之外，还有一些情况也容易出现呕吐，那就是有湿热，或者有肝胃不和的情形，但是这些情形比较少，相对来说不多。

如何处理呕吐

除了肝胃不和，其余的呕吐基本上都是因为水饮重，导致胃气不降，所以治疗上都是通过燥湿降气的方式，其中以半夏为主药的方剂都有治疗呕吐的效果。最常见的治疗呕吐的方剂就是小半夏汤。

怎么用小半夏汤

小半夏汤是张仲景专门用来治疗呕吐的专方，由半夏、生姜两味药组成。只要出现呕吐，舌苔腻，或者呕吐清水，都可以考虑使用小半夏汤，效果非常好。

现代的制半夏无效，怎么办

现代中医中药往往按照《药典》规定，对一些药进行炮制，而且过分地炮制，使得很多中药没有了古代的治疗效果，其中半夏就是这样的一个例子。一般半夏都是用白矾水煮过之后，半夏的毒性被去除了，但是治疗效果也大打折扣了，如果遇见这种情况则可以考虑自己制半夏。

根据张锡纯的经验，制半夏可"于仲春季秋之时，用生半夏数斤，浸以热汤，日换一次，至10日，将半夏剖为两瓣，再入锅中，多添凉水煮一沸，速连汤取出，盛盆中，候水凉，净晒干备用"。

在这种情况下，"每用一两，煎汤两茶盅，调入净蜂蜜二两，徐徐咽之。无论呕吐如何之剧，未有不止者"。"盖古人用半夏，原汤泡七次即用，初未有用白矾制者也"。

 # 37. 野果枳椇子能治糖尿病，还能解酒

《本草纲目》记载的枳椇子，又叫木蜜，形同野果，我小时候经常吃，此物毫不起眼，但治病功效不凡。

 治糖尿病

古人对于枳椇子治疗糖尿病的记载早就有了。比如《东坡集》记载：杨颖臣病消渴，日饮水数斗，饭亦倍进，小便频数，服消渴药，日甚。延张肱诊之，笑曰：君几误死，取麝香当门子，以酒濡作十许丸，枳椇子煎汤吞之遂愈。问其故，肱曰：消渴消中，皆脾弱肾败、土不制水而成。今颖臣脾脉极热，肾脉不衰，当由酒果过度，积热在脾，所以多食多饮，饮多溲不得多，非消非渴也。麝香坏酒果，枳能胜酒，故假二物以去其酒果之毒也。

张肱说杨颖臣的疾病不是消渴，其实这种病跟消渴的机制是一样的，糖尿病的机制就是脾胃有热，导致脾胃的运化功能不能正常发挥，所以消渴（糖尿病）也可以用这个药来食疗。

李时珍《本草纲目》说它"味甘、性平、无毒，止渴除烦，去膈上热，润五脏，利大小便，功同蜂蜜"，蜂蜜是非常好的糖尿病患者适宜饮品，同样

枳椇子也是非常好的糖尿病患者适宜果品。

解酒

枳椇子除了可以用来做糖尿病患者的食疗药物，还可以用来解酒，古书中对其解酒毒，有很多趣闻记载。陆玑《疏义》云："……昔有南人修舍用此木，误落一片入酒瓮中，酒化为水也"，所以医书上说"其叶入酒，酒化为水"。

元代《本草衍义补遗》也有记载："一男子年三十余，因饮酒发热，又兼房劳虚乏。乃服补气血之药，加葛根以解酒毒。微汗出，人反懈怠，热如故。此乃气血虚，不禁葛根之散也。必须鸡距子（就是枳椇子）解其毒，遂煎药中加而服之，乃愈。"

一般我们解酒会用葛根，其实葛根是辛散的，但很多虚弱的人经不住发散，吃葛根就达不到好的效果，所以这个时候就需要用性凉的枳椇子来解酒了。

枳椇子还有一个功效，那就是疏通经络，所以古人用枳椇子泡酒直接用于医治风湿麻木和跌打损伤等症。特别是对地下、井下、水下、潮湿环境下从事工作和劳动的人，更具有保健作用。

中医药就是宝库，没想到小时候经常吃的普普通通的野果子，还是非常好的治疗糖尿病的药。

38. 鲫鱼健脾除湿，可治多种疾病

中国的鱼类很多，可食用的鱼也非常多，能治疗非常多的疾病，但是很少人知道这些用法。比如鲜美细嫩的鲫鱼，就是非常好的中药。

鲫鱼除湿，大家都知道

所有的淡水鱼都有祛湿的作用，应该大多数中国人都知道。洞庭湖八百里，养育了很多湖南人，但是湖南人大都不胖，为什么？因为湖南是鱼米之乡，而鱼与米都是利小便除湿的好药，大多数人吃鱼，吃米，吃辣，这三味中药把人体的湿气排除尽了。

辣椒是辛辣的，可以发汗，对于上焦有湿气的人来说，就是天生的除湿剂，同样的，四川人也吃辣，所以他们都很难长胖。

大米是入脾胃的，除中焦之湿，中焦有湿气只要多吃米饭就可以很好地控制住，反而那些经常吃大肉的人会出现湿气停滞。

鱼也是健脾胃的好药，《证类本草》记载"食疗食之平胃气，调中，益五脏，作羹良"。所以说，鱼米之乡的老百姓幸福了，怎么吃也长不胖。

治疗疮疡

在中医看来，疮疡的主要原因就是湿气重，大多数时候是湿热，所以治疗疮疡常用的方法就是除湿健脾。鲫鱼不但可以煮汤内服，也可以烧灰外敷。《本草纲目》记载鲫鱼"主诸疮，烧以酱汁和涂之，或取猪脂煎用，又主肠痈"，对于肠炎也有很好的效果。

《子母秘录》也记载："治小儿面上忽生疮，黄水出。鲫鱼头烧末，和酱清汁敷，日易之。"

治疗咳嗽

古代的陈藏器记载鲫鱼"头主咳嗽，烧为末服之。"中药里面有一种制法叫作烧灰存性，就是将药物放在铁板上加热，药物炭化之后即移开，这种炮制方法就是烧灰存性。因为咳嗽大多数都是因为痰湿或者寒湿蒙蔽肺气导致的，所以用鲫鱼头烧灰存性可以治疗咳嗽。

健脾胃

鲫鱼可以除湿，再加性温，所以可以治疗胃气虚弱，很多怀孕生孩子之后的新产妇都喜欢吃鲫鱼汤，这是非常好的食材。《食医心镜》记载鲫鱼"治脾胃气冷，不能下食，虚弱无力"。

鲫鱼如何吃药效最好

对于大多数中药来说，药专力宏，用一味药煎汤，效果最好。但是这种情况下，病人不太愿意服用。鲫鱼除了煮汤之外，还可以加胡椒、干姜、橘皮等末做菜，如四川的酸辣鱼，湖南的剁椒鱼头等做法。这样结合辛辣除上焦之湿气，米饭除中下焦湿气，就可以取得非常好的疗效。

治疗齿痛

牙痛不是病，痛起来要人命。很多人都知道用细辛治疗牙痛，但是不知道鲫鱼也可以治疗牙痛。孙真人记载："治牙齿疼，取鲫鱼纳盐花于肚中，烧作灰末（烧灰存性），敷之即瘥。"

食用禁忌

食鲫鱼不得食砂糖，令人成疳虫，与白砂糖（古时没有除菌设施）一起服用，容易长寄生虫。

第三章

肾系疾病适用本草

1. 枸杞子补肾，为何不能长期服用

枸杞子一直以来都被大家所熟知，因为枸杞子无毒，补肝肾效果好，口味也佳等诸多因素，大受欢迎，但是枸杞子吃多了危害很大，大家可能一直不了解。

是药三分毒，单味药不可久服

在中医的观念中，所有的东西都是药，因为只要是存在的东西，就会有阴阳五行属性，阴阳五行属性又必定会有偏颇，中医治病就是利用这些药物的偏性。

任何一味药，都具备偏性，这种偏性就需要制服，所以中医从单方发展成了复方，在这种情况下，疾病对中药才不会产生抗性。这也是中医一个方剂可以用上千年还能发挥作用的原因，而西医用的是单方，所以很快就有了抗药性，很多疾病的治疗都随着时间的迁移发生改变。

枸杞子红色，从中医来说是典型的火，所以尽管枸杞子是甘平之性，还是补火的，另外枸杞子除了具备补的作用，还有滋腻的副作用。对于很多虚而需要补的人来说，貌似非常适宜，然而实际上，很多虚人都因为经脉不通，虚不受补，稍微补一补就会出现上火。

出家千里，勿食枸杞

枸杞子补肝肾，又具备火性，所以食用枸杞子后人的性需求就会大大提高，但是体质却往往跟不上，在这种情况下就容易出现补一分、泻十分的反作用，某些人甚至还会出现嫖的现象，对于很多人来说这种行为不仅消耗财物，还会感染各种疾病或者招惹各种是非，所以古人告诫外出打工的人，不要食用枸杞子。

怎样正确食用枸杞子

枸杞子是补药，对于大多数人来说都是合适的，但是不能单独使用，必须和其他药物一起使用才能达到调和阴阳的效果。有补就得有泻，所以跟枸

学中医 用本草

杞子搭配的可以是一些活血化瘀的药，比如三七之类的。

枸杞子滋腻，所以有湿气的人服用后效果不太好，大家服用时可以稍微加一点茯苓或者白术，这样的话药效就比较好了。

另外，枸杞子也具备温补的作用，有温就需要清，这样才能平衡，所以枸杞子可以配合菊花、黄芩等清火的药一起服用，这样才能最大限度地用好枸杞子！

切记，单味中药再好，都不能常服久服。

2. 枸杞子怎样搭配才能达到最好的疗效

随着中医越来越受国际欢迎，中药等商品也得到了不少关注，很多外国人也开始服用中国人惯用的中药，从这个侧面也可以看出，肾虚的并不仅仅是中国人，外国人也会肾虚。

枸杞子那么好，为什么古人一直告诫我们要慎用呢？因为枸杞子也有偏性，只要有偏性，人吃起来就容易造成身体的不平衡，就会生病。

枸杞子滋润，要搭配利湿药物

《得配本草》讲枸杞子"佐术、苓，补阴而不滑泄"，其实枸杞子的一个弊端就是大便溏泄者吃了之后不但不能加强补肾作用，还会导致腹泻加重，所以服用枸杞子，体内湿气重者，加上茯苓、白术将能更好地发挥其作用，也更有利于身体健康。

枸杞子壅滞，要搭配理气药

枸杞子是补药，对于身体内部有气血瘀滞之人，服用之后不但不能发挥作用，有时还会加重病情，所以这个时候就必须与椒、盐相配，则理肾而除气痛，其中花椒可以温通，对于寒凝气滞者可以多用一些。

有干咳，要滋润；心液虚，可滋补

对于有干咳的人，必须与麦门冬相配，只要咳嗽无痰，就是干咳，这种大半是因为阴虚，所以此时就不能单独服用枸杞子了，必须与滋阴的药物相

配合，例如麦门冬滋阴效果好，无毒，对肺阴有很好的滋补作用。

如果出现了心液不足，需要滋补心液，此时往往会出现失眠或者睡眠浅，心悸，这个时候还可搭配五味子，五味子可以宁心，滋肾水，搭配起来，枸杞子的补肾效果将更加明显。

要平和，用甘草

如果要让枸杞子能够长久服用而无弊端，最好的方法就是用甘草水浸泡，这样枸杞子的温向偏性就可以矫正。有时也可以用童子便浸泡，这样就可以把枸杞子的温热之性消除，进而补肾而不动欲火，滋肾水而不长邪气。

枸杞子温补，要注意防上火

很多人确实很虚，但是一补就上火，所以吃枸杞子治疗眼睛疾病或者保护眼睛时，往往会顾此失彼，这个时候就必须考虑上火的因素。

用枸杞子保护眼睛，最常见的搭配就是用枸杞子和菊花一起泡茶，这样利用枸杞子的温补和菊花的清凉，两者之间互相补充，是非常不错的黄金搭档。

吃枸杞子明目，要用复方

单味药，一般来说都容易形成偏性，特别是这种预防眼科疾病需要长久服用的情况，所以建议服用这个枸杞子采取用复方的方式吃，含有枸杞子的，对眼睛保护作用强的复方有很多，其中最有名的是五子衍宗丸、杞菊地黄丸、明目地黄丸等。

五子衍宗丸由五种植物的种子组成，是一个专门用来滋补肝肾的名方，大多数情况下运用于治疗因为肾虚导致的不孕不育，男人还可以用来治疗阳痿早泄，女人则可以用来治疗子宫萎缩等疾病，疗效非常显著。

其实，五子衍宗丸还是一个明目的好药，是非常平和的滋补肝肾的方，对于很多因为肝肾阴虚或者阳虚导致的眼睛昏花，都有很好的治疗效果。

杞菊地黄丸是在六味地黄丸的基础上加枸杞子、菊花组成，除了可以滋肾阴，还可以明目清头风，很多因为肾阴虚、肝阴虚导致的头晕、目眩都可以用这个方治疗。

学中医 用本草

前面两个方一个偏向于肝肾阳虚，一个偏向于肝肾阴虚，如果出现了肝血虚导致眼睛不适，那就可以考虑食用明目地黄丸，主要组成有：熟地黄、山茱萸（制）、牡丹皮、山药、茯苓、泽泻、枸杞子、菊花、当归、白芍、蒺藜、石决明（煅）。这个方在杞菊地黄丸的基础上，加了补血的当归、芍药，对血虚有更强的治疗作用。

总之，单独服用不如搭配服用，搭配服用不如复方服用，阳虚者考虑五子衍宗丸，阴虚者考虑杞菊地黄丸，血虚者考虑明目地黄丸。

禁忌

枸杞子为温润之药，所以大便滑泄、湿气重的人服用之后往往会有负面效果。肾阳盛而遗泄，经常欲火旺盛者、遗精之人也不能服用，服用之后欲火更盛，伤害身体。

3. 喝酒得痛风，巴戟天、大黄来帮忙

中医认为痛风（脚气病）的原因无外乎三个：第一，汗出当风，跟现在的空调病类似；第二，醉以入房（酒后性交），这个也是现代人得病的最主要原因之一；第三，久处湿气，这种情况是一些特定工作的人员容易犯的毛病。

在治疗时，主要集中解决寒湿重、肝肾虚，所以一般会选择补肝肾、活血理气的方法。对于喝酒引起的痛风，古人有一个非常好的方。

《本草纲目》记载："有人嗜酒，日须五七杯。后患脚气甚危，或教以巴戟半两，糯米同炒，米微转色，不用米，大黄一两，锉，炒，同为末，熟蜜为丸，温水服五七十丸，仍禁酒，遂愈。"

意思就是：有个经常喝酒得脚气病的人，因为酒伤肾，肾虚，有人教患者一个方法，将巴戟天跟糯米一起炒，炒到米黄了，把米筛除，然后用大黄跟巴戟天一起炒，做成水蜜丸，坚持禁酒，吃了几十丸就好了。其实把药做成散，加蜜服用也行。

为什么要用巴戟天

《神农本草经》记载巴戟天"味辛、甘，微温，无毒。主大风邪气，阴痿

不起，强筋骨，安五脏，补中，增志，益气，疗头面游风，小腹及阴中相引痛，下气，补五劳，益精，利男子"，是非常好的滋肾之药，同时也可以主大风，可以祛风，可以祛风就可以除湿。

巴戟天本身又是温性的，能够补肝肾，对于痛风来说就是绝配，可以说是中药金丹，痛风杀手，所以可以直接服用巴戟天，也能非常好地控制痛风！

为什么要用大黄

得过痛风的人很多应该有过痛风减轻的经历，比如吃了凉的东西拉肚子，就可以非常好地减轻痛苦，为何？因为腹泻具有通的作用。在所有具备通下效果的药物中，大黄是最霸道的，不过大黄经过炒之后，泄下的能力缓解了，通经活络的功能得到了很好的发挥。

为什么用糯米

糯米其实是一个非常好的和中的食物，能使巴戟天的药性更加温和，所以用糯米炒一下。

注意事项

一定要按照要求炮制这三味药，如此才能发挥最大作用！

4. 乌鱼不光好吃，还可以补脾清肾，祛湿防痘，治疗咽喉炎

中医主张药食同源，比如米饭是药也是食物，面粉是药也是食物，鸭子是药也是食物，一日三餐中食用的鱼是药也是食物。

中国的鱼类有很多种，有淡水鱼，有海水鱼，不同的鱼具有不同的口味。但是中医重视的是鱼的治病效果，比如日常所食用的鲫鱼，就是一味非常好的治疗水肿、痛风的好药，鲫鱼跟冬瓜一起煮汤功效类似于"五淋散"，可以治疗"脚气病"。

今天要给大家介绍的是一种叫作乌鱼的食材。乌鱼又叫作鳢鱼，在中国

非常普遍，在长江流域和黑龙江都能找到，味道鲜美，也一直被人民所喜爱。

乌鱼胆可以治疗咽喉炎

大多数咽喉炎都有相火上炎的病因，所以肝胆之火很旺是一个重要原因，而所有动物的胆汁都有清相火的作用，乌鱼则非常特别，《本草纲目》记载"凡胆皆苦，惟鳢鱼胆甘。喉痹将死者，点入即瘥，病深者水调灌之"。

乌鱼胆带甘味，不仅可以泻火，还具有补脾土的功能，所以效果异常好，比其他动物的胆要好很多。

乌鱼汤可以预防痘疹

乌鱼相对来说比较寒凉，可以补脾益胃，澄清肾水，又具备利湿的作用，所以对于很多湿热病来说都是非常好的食材，不唯如此，还可以预防小儿痘疹。杨拱《医方摘要》记载："除夕黄昏时，取大黑鳢鱼一尾，小者二三尾，煮汤浴儿，遍身七窍俱到，能免出痘。不可嫌腥，而以清水洗去也。如不信，留一手或一足不洗，遇出痘时，不洗处痘必多。此乃异人所传，不可轻易。"

对于小儿，在过年的时候用鱼汤给小孩子洗澡，可以避免出水痘，这个是古代的经验方，不过现代人估计不敢使用。

乌鱼是治疗水肿的黄金食材

所有的鱼类都有一个共同的特点，就是可以排除人体身上的湿气，所以很多人都知道过年吃什么不会长胖——吃鱼呀！

中国古人专门用鱼汤治疗水肿疾病，《食医心镜》记载："鳢鱼一斤以上，和冬瓜、葱白作羹，治十种水气。"其中的水气病包括现代的心源性水肿、代谢性水肿等，凡是水肿病中医都叫作水气病。

怎么吃乌鱼才能发挥祛湿的最大效果

乌鱼有祛湿的效果，但是如何才能使这个效果达到最大化呢？乌鱼需要与其他食材结合起来，比如在食材中加点生姜皮。注意是生姜皮哟，生姜皮具有非常好的除湿的作用，但是主要是通过肺的呼吸作用除湿。另外，可以通过加一些茯苓，从小便除湿，这两味食材一起用，既可以矫正乌鱼的腥味，又可以达到祛除身体湿气的效果，何乐而不为呢？

5. 鲤鱼全身都是宝，关键看你会不会吃

鱼是中国餐桌上的三牲之一，每年都有一碗菜，那才叫作年年有鱼。鲤鱼又是我们吃得最多，最喜欢吃的。鲤鱼有哪些好处呢？

减肥防胖

过年有大量好吃的食物，但是诸多爱美达人为了保持好身材，宁愿不吃也要瘦成一道闪电，这个时候如果吃鲤鱼，那就可以非常圆满地解决这个问题了。吃鲤鱼既可以解馋，又可以免受长膘之苦。

防痛风

众多痛风患者可以放开嘴吃，因为大家都觉得海鲜不能吃，鱼跟海鲜也类似呀，是不是也不能吃呢？答案是否定的。鲤鱼不会导致痛风，还有很强的治疗脚气病的功效，所以患了痛风病的朋友，放心吃吧！

治水肿

大家都知道水肿患者是忌讳食盐的，但是不忌讳鲤鱼，鲤鱼可以除湿。科普一下，大多数淡水动植物都具有祛湿的效果，因为生活在水中，动植物必须不断排出体内的湿气，所以对人体来说也是祛湿的。古方治水肿，有鲤鱼汤、鲤鱼粥。刘河间认为"鲤之治水，鸭之利水，所谓因其气相感也"。

治鱼刺卡喉

大家可能都有被鱼骨头卡到的经历，怎么办？很多人会选择食醋，但是往往不知道用鲤鱼骨烧灰治疗鱼骨卡喉，疗效也非常好。

外敷治疗肿毒疼痛

鲤鱼经过烧灰存性，跟醋合在一起，敷一切肿毒。这样可以通过皮肤排除水肿，祛除毒性。

食用禁忌

很多中药都有禁忌，如果不明白禁忌，就会吃亏。以前的医生口口相传最多的就是禁忌，如果师带徒没有传这个秘籍，徒弟很难一帆风顺，经常会吃亏。

鲤鱼的禁忌就是常食鼻口发热，助肺火。

6. 虚劳黄疸，勿忘吃鸭，白毛乌骨，古称"圣药"

鸭是生活中非常常见的家禽，也有很多种类，有的会下蛋，有的不能下蛋，但是有一个共同的特点就是所有的鸭都可以在水中浮起来，都是水陆两栖动物。

根据鸭子的生活习性，就可以推断出鸭肉所具备的药性，这是中医哲学很有意思的地方，而且通过实践证明这些都是正确的。

滋补肺肾之阴

其实，鸭子在古代的五虫分类中属于羽虫，羽虫在五行属火，所以一般可入心经，对心脏有补助作用。但是因为鸭子是水陆两栖动物，反而对心火帮助不大，而对肾阴有很好的滋补作用。所以大多数飞禽肉吃起来都会引发人体的欲望，可以助性，但是鸭子刚好相反。

利水除湿

很多食物吃进人体之后就会形成湿气，湿气如果排不出去就会形成肥肉，比如猪肉、羊肉、牛肉。但是有一类食物吃进去不会产生湿气，反而可以将人体的湿气排除出去。

比如鱼类、鸭类都是非常好的除湿的食物。现代都市白领之所以湿气很重，跟都市主流饮食习惯吃牛、羊、猪肉有关，如果主流食物习惯是鸭、鹅、鱼类，估计就不会有那么多人哭着喊着剁手还要吃了。

治疗黄疸

中医认为卵甘咸微寒，能滋阴，除心腹膈热。乙肝类疾病患者经常出现心烦失眠，鸭蛋对这种疾病有很好的治疗效果。

中医的黄疸包括现代医学所谓的乙型肝炎等病毒性肝病，大多数肝病其实都是湿热原因造成的，所以在服用一些利湿的食物之后可以很好地治疗。所以可用鸭蛋给乙肝病人服用。

虚劳圣药

中医所说的虚劳，就是身体虚，动辄劳累，包括阳痿早泄也算是虚劳的一种。有一种鸭白毛乌骨者，为虚劳圣药。古人所谓的圣药，就是不问情形，只要是虚劳就可以用。葛可久有白凤膏，专门治疗虚劳，也可以治疗肺结核。治虚劳所用之鸭，越老越好，酒或童便煮，这样服用效果更好。

除此之外，鸭热血还可以解金、银、丹石、砒霜诸毒及中恶、溺死者。

可见，鸭一身是宝，只要我们适当使用，一只鸭可以用出很多神奇的效果。

7. 鳝鱼活血祛瘀，真的能治疗糖尿病吗

鳝鱼不仅是日常食用的佳肴，还具有很好的治疗效果。前些年一直传言，鳝鱼可以治疗糖尿病，甚至有人说只要生吃鳝鱼就可以治疗糖尿病。这个传言一直被主流所非议，那么鳝鱼到底能不能治疗糖尿病呢？

恐怕我们需要从中医理论进行分析，不能独断地认为可以还是不可以，毕竟中医讲究辨证论治，只要证候相合适，就有必要使用。

鳝鱼血可以祛风

对于很多中风出现偏瘫的人来说，鳝鱼血是非常好的灵丹。《本草纲目》记载："尾血，疗口眼㖞斜，少和麝香，左㖞涂右，右㖞涂左，正即洗去。"《备急千金要方》也记载："鳖血、鸡冠血和伏龙肝，并治口㖞。"鳝鱼对于中风产生的口眼㖞斜，具有非常好的疗效，只需要外敷就能取得效果。

鳝鱼可以活血化瘀，治疗三高

鳝鱼的血除了可以治疗中风之外，还可以活血化瘀，"滴耳治耳痛，滴鼻治鼻衄，点目治痘后生翳"，对于耳朵问题、鼻血和眼睛视网膜出了问题都有

良好的治疗作用。

从这点可以看出，鳝鱼入肝经、肾经，对肝肾两经有积极的助力作用。而对于三高患者来说，大多都是有血瘀、肝肾虚、经络不通的情况。所以李时珍说："鳝善穿穴，与蛇同性。故能走经络，疗风邪及诸窍之病。风中血脉，用血主之，从其类也。"

现在所谓的三高大多数都是因为肝阳上亢或者肝肾两虚引起的，按照中医理论属于风的范畴，也属于眩晕的范畴。中医有句话，治风先治血，血行风自灭，只要能够祛除人体的风和瘀血，就可以治好大半的三高患者。

 鳝鱼能治疗糖尿病吗

糖尿病患者大多数都是因为阴血亏虚导致的血燥生风，特别是到了后期，一般都会有糖尿病足的情形，这种情况多有血瘀，鳝鱼对于糖尿病来说，总体还是具有积极的作用，至于能不能治愈，还需要严格按照辨证论治才行。

8. 葡萄自西来，补肾还强志，通经除湿又安胎

很多人都吃葡萄，但是不知道葡萄除了甜还有什么好处？殊不知，葡萄本不是中原所产，而是汉武帝时期从西域引进。史籍记载"张骞使西域，得其种而还，种之，中国始有。盖北果之最珍者"。引进之后便成了中国人的爱好，成为北方颇受欢迎的果品。

魏文帝对此饶有赞词，跟群臣说："醉酒宿醒，掩露而食，甘而不饴，酸而不酢，冷而不寒，味长汁多，除烦解渴，他方之果宁有匹之者？"可见在三国时期，葡萄已经风行天下了，特别是在贵族圈中，大受欢迎。

通经络，治湿痹

中医用药，大多可以根据生长习性判断其药用功效。葡萄是藤本植物，一般来说藤本植物不管是根茎叶都有很好的通经络的作用，所以葡萄也有这种作用，《神农本草经》记载葡萄"主筋骨湿痹"，风寒湿痹的人可以多服用。

何谓湿痹？就是因为湿气重导致的关节痹痛，其中湿气重主要表现在遇阴雨天加重，整个人感觉身子很重，舌苔厚腻等。

增强免疫和记忆力

吃过葡萄的人都知道，葡萄普遍是甜的，也有酸味，所以葡萄是酸甜可口之物，按照中医的性味归经作用，甜味的东西可以补气，可以健身。古籍记载葡萄具有"益气倍力，强志，令人肥健，耐饥，忍风寒"的作用，也就是说，葡萄可使人肌肉更有力，记忆力更强，可以耐饥健脾胃，可以增强免疫力，对风寒有更好的免疫作用。

除湿，利小便

葡萄除了可以通经活络，还可以除湿利小便，对于小便不利（即现在的肾结石、膀胱结石等结石）的患者有非常好的通降作用，《药性论》认为："葡萄，味甘、酸，除肠间水气，调中，治淋，通小便。"所以对于有肾结石、小便不利的病人，可以在平时多服用葡萄，不仅可以强身健体还可以治疗肾结石。

安胎

葡萄可以强志，增强一个人的志气，自然可以补肾，而且对于妇人来说可以安胎。《本草纲目》记载葡萄"根浓煮汁，细细饮之，止呕哕及霍乱后恶心。妊孕人，子上冲心，饮之即下，其胎安"，葡萄根可以安胎，葡萄果食也能安胎，且更加平稳。

怎样服用葡萄才能治病

葡萄这么好，为什么我们日常吃葡萄没有这么好的感觉？其实问题就出在这，因为中药一般都不生吃，而是要经过水火之济才能达到效果。

葡萄如果要达到治疗疾病、养生的效果，用水煮汁方有效。如果按照现代的吃法，凉吃其实就是解渴滋阴，很多温和的效果不能发挥，所以要经过水火之济（煎汤即是古人所谓的水火之济）。

禁忌

葡萄虽然好，但是葡萄籽不宜食用，多吃了反而对人的眼睛不利，吃葡萄可以不吐葡萄皮，但是不吐籽，就有点损害眼睛了。

学中医 用本草

9. 何首乌治白发，怎样吃才健康

何首乌的传说一直流传至今。相传古代有一个叫作田儿的人，从小就性功能不行，不思人道，对男女之事不感兴趣，直到 50 多岁，有一次在野外睡着了，突然间看见两个藤相互交缠，于是他把藤的根部挖出来去问乡亲们怎么回事，大家都不知道，后来有一个得道之士告诉他，此药服用后可以补肾乌发，你为什么不吃呢？于是，他回家将何首乌做成粉末，每天用空心酒调服，几年之后就开始思人道，娶妻生子，生了一个儿子叫作延秀，儿子又生了一个儿子叫作何首乌。

为什么会被叫作何首乌呢？因为食用此物令人"生数子，年百余岁，发黑"。从此何首乌可以用来治疗白发的事就无人不知，无人不晓了。其实何首乌还有很多特殊的功效，其藤叫作夜交藤，具有宁心安神的作用，可以用来治疗失眠。

补肝肾，养阴血

发为血之余。如果血不充足就会有头发不生，或者生白发的情况。所以中医治疗脱发，治疗白发都会选择补肝肾，养阴血。何首乌就有这样的效果，"益血气，黑髭鬓，悦颜色"。正是因为何首乌具备如此功效，所以对于久痢涉及肝肾问题，也可以用何首乌治疗。

妇科滋补要药

黄元御在治疗妇科病时，只要涉及虚证，都会加何首乌。临床上按照黄元御的方法治疗妇科病，也是几乎不用开第二次方，只要不是严重的妇科疾病，5 剂药就能治愈。《本草纲目》记载何首乌"亦治妇人产后及带下诸疾"。

治疗疟疾

对于很多疟疾，特别是虚证久疟，可以用何首乌治疗。中医方剂之中有一个名方叫作何人饮，就是专门治疗疟疾的。

禁忌

有报道称，服用何首乌会造成肝损伤。经研究发现，在炮制何首乌的时候，如果晾干不及时，就会产生肝损伤物质，造成肝损伤，所以大家在服用何首乌时一定要确保药材质量。

另外，何首乌可以乌发，但是如果与萝卜一起吃，不但不能达到乌发的效果，还会产生白发，这个必须了解，不然就会适得其反了。

还要注意，何首乌用于补虚必须炮制之后才能用，生首乌有解毒、消肿、止痒、润肠等作用，正常人食后会导致腹泻等不良反应。

10. 头发可以去瘀血，治水肿，更神奇的是还能治疗白发

大家都知道，中医将世间万物都看成药，就好比吃货看见什么都先思考，可以吃吗？中医则刚好与吃货一致，看见任何一个东西都想，能吃吗？吃了会有毒吗？能够治病吗？如果能吃，怎样做才最好吃，如果能治病，怎样做才能最好地发挥其作用！

头发，从中医的角度来看又叫作血余，顾名思义，就是人类气血之余。早在《神农本草经》中就有血余可以治疗疾病的记载。《神农本草经》说其"主五癃，关格不通，利小便水道，疗小儿痫，大人痓"，其实其治疗效果远远不止这些。

治疗小便不通

早在汉代人们就认识到，血余炭可以治疗小便不利、尿潴留等疾病。为什么？因为头发是丝状之物，在中医看来，丝状物、藤本植物都可以活血通经。对于很多水肿病人，特别是有血瘀的水肿病人，用血余炭或者蒲黄是非常有疗效的。

治疗各种出血

比如《太平圣惠方》记载可以治诸窍出血，"头发、败棕、陈莲蓬，并烧

灰，等分。每服三钱，木香汤下"。王肯堂《证治准绳》记载："血余，皂角水净洗晒干，烧灰为末。每二钱，以茅草根、车前草煎汤调下。"对于那些经常出鼻血或者牙龈出血的人来说，血余炭就是非常好的药了。

治疗妇科阴道、子宫出血

《千金要方》记载，血余炭"治崩中漏下，赤白不止。气虚竭：烧乱发，酒和服方寸匕，日三服"。现代医学研究发现血余炭不仅可以止血，还可以抑制、杀死癌细胞或者人体病变的细胞，是一个非常好的药。

治疗黄疸

很多乙肝病人都会有血瘀的情况，碰见这种血瘀黄疸，用血余炭效果非常好，《肘后备急方》（就是启发屠呦呦教授获得诺贝尔奖的那本中医经典）记载：治黄疸用"烧乱发，水调服一钱匕，日三服"。

最神奇的是，血余"仍自还神化"，陈修园解释说"仍自还神化者，谓发为血余，乃水精奉心化血所生；今取以炼服，仍能入至阴之藏，助水精而上奉心脏之神，以化其血也"，所以血余炭还有补血的作用。李时珍记载"炼制饵服，令发不白"，其实就是一个非常好的治疗白头发的良药呀。

按照现代医学理论来说，头发发白其实就是缺少某种微量元素，头发经过煅烧存性之后，有机成分被破坏了，但是微量元素还在，这样就成为了补充微量元素最好的药了。

☯ 11. 山谷里的小灌木——牛膝，能治阳痿腰痛，降血压、血糖

我小时候受伤了，父亲总是在山沟中拔几棵草回来，用罐子捣碎，敷在伤口上，伤口愈合很快，所以即使我经常调皮受伤，也很少留下疤痕，长大后才知道这种长在山谷的草叫作牛膝。

之所以叫作牛膝，是因为这种草每一个节都会畸形胖大，就像牛的关节一样。我第一次接触牛膝是亲历父亲给别人治疗肾结石，药方中加上牛膝后患者就能在排出结石的时候没那么疼。那么，牛膝到底是怎样一种植物呢？

补肝肾，强腰健骨，治疗阳痿

牛膝有川牛膝、怀牛膝、土牛膝的差别，川牛膝活血化瘀的效果强，怀牛膝补肝肾的效果强，土牛膝解毒的效果强，各有各的长处。其中，牛膝强腰脚、坚筋骨的效果是非常好的，主要的原因就是牛膝能够打通关节，引气下行，也可以对尿道有一定的滑利作用，所以很多小便不利的病人使用牛膝。

活血化瘀，缓解高血压

很多高血压患者是肝阳上亢，稍微还有一定的阳盛，牛膝可以活血化瘀，能够去除人体身上的瘀血，引火下行，减轻高血压的病情，但是一定要注意，大便溏泄者禁止服用。

治疗口腔溃疡、口舌生疮、金创

我们知道，口腔溃疡大多数是上火了，而牛膝具有引火下行的作用，所以只要是口腔局部上火，就可以口含牛膝捣碎的渣滓治疗。《肘后备急方》记载："口中及舌上生疮，烂。取牛膝酒渍，含漱之，无酒者空含亦佳。"用牛膝还可以把肌肉中的杂物取出来，如"治竹木针在肉中不出，取生牛膝茎捣末，涂之即出"，可见牛膝有很多神奇的功效。

对于受到金创的人，也可以使用牛膝，古方记载："治金疮痛所，生牛膝捣敷疮上，立瘥。"可见，牛膝是非常好的金创药。

配生地黄，治疗糖尿病

绝大多数的糖尿病患者都有或多或少的肾虚，所以在治疗时一定会兼顾肾虚，古代也有用牛膝治疗糖尿病的先例，《经验后方》记载："治消渴不止，下元虚损。牛膝五两，细锉为末，生地黄汁五升浸，昼曝夜浸，汗尽为度，蜜丸梧桐子大，空心温酒下三十丸。久服壮筋骨，驻颜色，黑发，津液自完。"可见牛膝不仅可以缓解糖尿病的消渴状态，还能使人变得年轻，头发乌黑，口舌生津。

禁忌

牛膝是非常强的活血化瘀药，对于很多身体弱、胃寒、大便溏泄的人来说，并不是非常适宜，另外，很多妇女月经量多，怀孕之类的情况都不能服用牛膝，小便失禁的也不可服用牛膝。

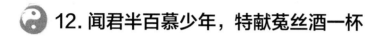

12. 闻君半百慕少年，特献菟丝酒一杯

"上有菟丝，下有茯苓"。自上古就有传说，菟丝子与茯苓是相互依存的两种修仙好药，而修仙要达到的目的就是长生不老，其实所谓的长生不老就是人虽变老了，但精神气色不变，这也是很多人热衷于修仙的主要目的。

美白养颜

在中医开方时，如果想让人的脸色变好，最好的方法就是补足阳明之气，这样才会有好的气色，特别是脸部气色。按照中医理论，菟丝子入三阴经，入脾经则可以助运化，而阳明之气足，所以古人以菟丝子做面脂，"其苗生研汁，涂面斑神效"，古人所谓神效，一般都是效果来得快，适用范围广，因为菟丝子也是平和的药，也适合久服，所以《本草纲目》记载"久服延年，驻悦颜色"。

强腰脚，补肝肾

菟丝子能够入肝经，滋肝阴，明目，入肾经，滋肾阴，对于很多肾虚的人来说非常有利。所以对于腰脚不好的人，可以用菟丝子泡酒，长久服用，具有良好的保健作用。《证类本草》记载："神仙方：菟丝子一斗，酒一斗。浸良久漉出曝干，又浸，以酒尽为度。每服二钱，温酒下，日二服，后吃三五匙水饭压之。至三七日，加至三钱匕。服之令人光泽，三年老变为少，此药治腰膝，去风，久服延年。"

治性冷淡，滋养子宫

中医很多大家，比如京城四大名医之一蒲辅周就经常以大量的菟丝子治疗子宫萎缩，对女子绝经、月经不调有非常好的疗效。古书记载菟丝子"能治男子、女人虚冷"，一般在女性调经的时候加一点菟丝子，就能达到非常好的疗效。平时性冷淡、脸色不好的男性、女性都可以以菟丝子作为很好的食材，泡酒或者泡茶喝皆可。

禁忌

中药有利就有弊，菟丝子亦然，因为菟丝子偏向于补肝肾阳虚，具有温补的效果，所以要提防吃多了上火。《老学庵笔记》记载："予族弟，少服菟丝子凡数年，饮食倍常，血气充盛。忽因浴见背肿，随视随长，乃大疽也。适值金银花开，饮至数斤，肿遂消。"

如果大家吃菟丝子出现了一些问题，可以用金银花解决，也是一种不错的方法。

13. 当道车前草，肾结石、不孕不育的克星

古代有个用来治疗不孕不育的专药——川芎。但很多人不喜欢服用川芎，为什么？因为川芎的味道太霸道了，闻起来很冲。

所以，下面我准备给大家介绍一个非常平和，口感也很不错的药，那就是我们平常在路边能够看见的车前草。车前草又叫作当道，喜欢生在牛脚踩过的地方，所以叫作当道。车前草有何作用呢？

助孕，特别是对尿道容易感染的妇女

在《诗经》之中，就有一首诗叫作《芣苢》，由于古代妇女专门花时间采车前草食用，故而诗经以此作为起兴之物。

车前之子，对于很多不孕不育之人都有很大的帮助，如中医种子名方"五子衍宗丸"就含有车前子；除此之外，车前草还可以治疗难产，对于需要剖腹产的人来说，煮车前草之水服用之后就可以起到非常好的作用。

治疗中暑

很多人可能不知道，中暑其实就是因为湿热很重，使人昏蒙。车前子、车前草都具有祛湿的作用，所以对于很多容易中暑的人来说，夏天或者长夏季节泡点车前草水喝能够很好地预防中暑，如果已经中暑了，也可以治疗。

治疗尿道感染，小便不利

车前子有一个非常明显的作用就是治疗"五淋"，所谓的五淋其实就是现代的尿道感染、膀胱结石、肾结石等疾病，车前草对这些都有很好的治疗效果。

肾结石患者如何服用

对于大多数肾结石患者来说，都会有淋证，也就是小便不利，淋沥不止。车前子是专门治疗这些疾病的，但是稍微有点泻，所以长久服用最好能够跟补药结合起来，比如与枸杞子一起按照一比一的比例服用，就可以非常好地防治淋证了！

治疗眼睛模糊

《本草纲目》记载车前草"治久患内障眼。车前子、干地黄、麦门冬等分，为末，蜜丸如梧桐子大服，屡试有效"。现代很多中小学生就开始出现近视眼，其实是肝阴、肝血不足，如果能够适当地补充肝阴、肝血，就可以不得近视眼。车前子是利湿的药，所以对于大多数中焦有湿气，或者下焦有湿气的人来说，配合干地黄、麦门冬，就可以做到滋阴祛湿两相宜。

治疗腹泻

在中医的概念中，腹泻只要是急性的都属于湿热，特别是在夏天发生的腹泻，车前草具有祛湿的作用，所以在大多数时候可以服用车前子或者车前草来治疗腹泻。

古书记载"欧阳文忠公尝得暴下，国医不能愈。夫人云：市人有此药，三文一贴甚效。公曰：吾辈脏腑，与市人不同，不可服。夫人买之，以国医药杂进之，一服而瘥。后公知之，召卖药者，浓遗之，问其方，久之乃肯传。但用车前子一味为末，米饮下二钱匕。云此药利水道而不动气，水道利则清浊分，谷脏自止矣。"

车前子的作用就是分利水谷，对于身体有湿热导致的腹泻，服用车前子或者车前草可以很快得到良好的效果，对夏天的腹泻特别适合。在治疗腹泻的同时，车前子还可以治疗痢疾。

车前草是一个非常平和的药，按理来说不会有很多禁忌，不过，使用车前子或者车前草不能太过，因为通利太过，会导致人体受不了。所以服用时，要注意控制好量。

☯ 14. 为什么吃山药补肾没什么效果？如何吃才能 "耳聪目明，轻身延年"

随着大家生活水平的提高，对吃越来越讲究，其中大家最热衷的就是吃山药补肾。山药作为非常好的滋补品，却被我们以不当的吃法给糟蹋了。

中医药使用时非常讲究，比如半夏经过姜制与不经过姜制就有不一样的作用，白术经过米泔水炮制或者经过土炒又有不一样的作用，同样，山药的食用也是非常讲究的，如果没有按照这个思路炮制，即使吃再多也不能达到书本上记载的良好效果。

🌀 山药要怎样炮制，方能发挥滋补作用

大家都知道，山药是薯蓣科的植物，薯蓣科的植物大多有块状根茎，块状根茎中含有丰富蛋白质、淀粉，特别是有很多黏液。对于山药的处理，非常有讲究。

其一，削皮时不能用铁器，必须用竹刀或者铜刀，所以古书记载"若采得，用铜刀削去上赤皮，洗去涎，蒸用"，古人就已经发现山药容易与铁器发生化学反应，生成新的物质，影响山药的食用效果。

其二，必须阴干，不能见太阳，而且要在风大的地方阴干，只有这样才能把山药的功效最大限度地开发出来。"冬月以布裹手，用竹刀刮去皮，于檐下风经处，盛竹筛中，不得见日色。一夕干五分，俟全干收之，唯风紧则干速"，可见，只有阴干，才能让山药的药用效果最大限度地发挥出来。

🌀 山药补肾，为什么需要阴干

大家都知道，中医有一个先后天之本的说法，**肾为先天之本，脾为后天**

之本，如果东西吃进肚子里，没有很好地消化，即使是野山参也没有效果。然而，山药不阴干就吃的效果就是"盖生湿则滑，不可入药。熟则只堪啖，亦滞气"，就是说生山药只有食用的效果，没有药用效果。

正确食用山药有什么效果

山药的第一个作用就是补肾，能够"治头疼，利丈夫，助阴力"，对于男性因为肾阴虚导致的阳痿早泄有非常好的效果。

山药的第二个作用就是滋脾，对于脾胃虚弱，或者是五劳七伤的病人，都可以非常好地补益。

山药的第三个作用就是补肺气，很多肺气虚的病人都可以通过滋补脾肺来治疗，《本草纲目》认为山药"色白入肺，味甘归脾，液浓益肾，能滋润血脉，固涩气化，宁嗽定喘，强志育神"。

如何服用山药才是最佳食谱

民国有一个中医大家非常善于运用山药，并指出"山药、薏苡仁清补肺脾，单用山药久则失于黏腻；仅用薏苡仁久则失于淡渗，惟等分并用，乃可久服无弊"。

这种方法对现代人来说，无疑是黄金配方，既可以除湿，又可以补虚，两全其美！

15. 萹蓄这种河边常见的猪食菜，却是驱虫、治疗阴道感染瘙痒的特效药

农村很多东西都是宝，可惜我们只当作草，所以很多宝贵的东西都有待我们去发掘。每当我们学会使用一个东西的时候，就会觉得非常不可思议。比如，出血了，大家的第一反应就是到医院包扎，要用药止血，然而最好的止血方法并不是这些，随便找一点草木灰都可以止血，而且伤口恢复得快。

小时候，我经常到路旁割猪菜，因为那个时候虽然有饲料，但是绝大多数的猪都是吃青饲料的，因为这样的成本相对会低一些（那个时候），现在如果喂青饲料，那成本就高得吓人了。

其中，我们经常割的猪饲料就是水蓼，还有萹蓄。这两个都是非常好的猪饲料，而萹蓄除了是很好的猪饲料之外，还是非常好的中药，有多重用途。

治疗尿道感染

尿道感染在中医来看，其实就是下焦有湿热，中医叫作淋病，这种淋病与现代的性病不是一个概念，而是指小便经常淋沥不尽，出现这种情况一般需要清热除湿，利小便。而萹蓄就是治疗这种病非常好的药，有时直接用萹蓄泡水喝也能缓解诸多症状。

治疗皮肤病

萹蓄有一个非常重要的作用就是杀虫，可以杀菌，所以只要是皮肤感染就可以考虑用萹蓄外洗。《本草纲目》记载萹蓄"主浸淫疥瘙疽痔"，浸淫疮就是全身发各种水疱，各种瘙痒的普遍性皮肤感染，有的时候很吓人，也有的时候会要人的命。

疥疮也是一种常见的发于人体关节窝软肉处的病变，稍微变热就会瘙痒难耐，也属于湿热的范畴。

治疗女子阴部瘙痒

萹蓄还有一个常用的功效就是治疗女子阴蚀。私处感染了细菌或者真菌之后皮肤会腐烂，这个时候就可以用萹蓄外洗，很好地发挥萹蓄杀虫去湿热的效果。

治疗小儿寄生虫

《景岳全书》记载："煮汁饮之，疗小儿蛔虫上攻心腹作痛大效。有海上歌云：心头急痛不能当，我有仙人海上方。扁蓄醋煎通口咽，管教时刻即安康。"对于小儿腹中有寄生虫，窜入胃中，给人一种感觉是心痛，所以叫作心腹痛发作。这个时候就可以用萹蓄驱虫，腹痛自然就好了。

☯ 16. 补肾阳，用天雄，配合得当才收功

现代人，普遍存在肾虚的情况。肾虚除了肾阴虚主要就是肾阳虚，还有

就是阴阳俱虚。实际上阴阳虚实之间并不是绝对的，而是相对的。在自我修养或者调养过程中，需要抓住主要矛盾进行调治，才能达到最好的养生效果。

针对肾阴虚的情况，我们建议使用六味地黄丸，并且分析了六味地黄丸为什么有的时候不能取得应有的效果，其中重要的一点就是辨别肾阴阳虚之间的差别，如果这个大的纲领没有把握好，就很难正确使用六味地黄丸了。

🐚 肾阳虚是怎么形成的

肾阳虚最主要的原因就是寒湿之气阻滞气机，使得肾"作强之官"的功能不能很好地发挥作用。现代医学上很多"精子活力不够、少精"的情况都有可能是肾阳虚。寒湿之邪又分三部，分别在上中下三焦。

🐚 肾阳虚分几种

首先，是因为上焦寒湿导致的肾阳虚。因为突然的寒邪袭身，出现了人但欲寐，鼻子呼吸不利等，寒湿之邪在上焦往往伴随着肺的呼吸不畅。现在的雾霾对肺的影响尤其大，很大一部分肾阳虚都可以跟这个联系在一起。经方之中有一个方专门治疗这种肾阳虚导致的阳痿早泄，叫作麻黄附子细辛汤，有些人甚至把这个方子叫作"东方伟哥"，临床上确实效果好。

其次，是寒湿之邪在中焦。这种情形就必须考虑到脾胃了，因为寒湿蕴结中焦，脾胃运化失司，出现的肾阳虚一定伴随着脾阳不振，大便溏泄，胃口不佳的特点。这种情况下就要在补肾阳的情况下兼理中焦了，最常见的方剂就是附子理中丸。

再次，就是下焦寒湿。经常表现为遗精，《金匮要略》叫作失精家，"失精家，少阴脉弦急，阴头寒，目眩，发落"。这种情况就是肾阳虚，龟头温度不够，四肢冰冷，性冷淡，眼花，脱头发，医圣开了一个方，叫作天雄散，是古今名方。

🐚 补肾阳要注意什么

在补肾阳的过程中，一直使用的是附子，或者天雄。其实他们都算一个种类，只是生长的年辰不一样而已，大一点的附子叫作天雄，小一点的天雄叫作附子。吃多了扶阳的药容易出现兴奋过度，反而不利于身体健康，所以补肾阳并不能持久。

也有的人会用巴戟天、菟丝子、肉苁蓉、枸杞等药物补肾。这种用肉质的果实补肾的方法自然不错，但是单味药使用经常出现偏颇，需要注意。

建议可以在肾阳虚不明显的情况下服用五子衍宗丸。五子衍宗丸是一个非常平和的药，当然也需要长久服用才能见奇效。

17. 生命力极强的构树，做成茶饮，是便秘、肾虚、肝火旺盛的克星

中医药是一座伟大的宝库，有太多的资源亟待我们开发利用。而在这些资源中，往往存在一些特殊的现象，比如生命力顽强的艾草同时又是大有裨益人类健康的中药，中医的灸法之中大多数都是使用艾草为原料。

除了艾草，还有一个大家耳熟能详的植物，也是中国古代的常用药物，用来制造纸的最原始材料，那就是——构树。

构树之所以可以成为造纸的原料，除了其材质堪用之外，最重要的就是生殖能力强，只要有土地的地方就可以找到构树，盐碱地、贫瘠土地都可以生长。我第一次接触构树是从书本中，载于《时方歌括》中的还少丹，此方具有非常好的保养功能。我第一次在现实生活中接触构树是有一次在自家亲戚家喝茶时，第一次接触——构树茶。

构树扶贫是现在国务院扶贫办扶贫工程之一，很多地方将构树的叶子、种子做成饲料，做成茶饮，我们单位的同事经常喝的就是温州一个公司特聘茶艺师制作的。这个公司也很有意思，取了一个名字叫：爱奇树，诚然，构树也确实是一种奇树。

构树是什么中药？药性如何

构树的子叫作"楮实"，早在魏晋南北朝时期的《名医别录》就记载"楮实功用大补益"，古代用中药，构树一般使用其果实，而构树的皮则用来制作纸张，有一个名称叫构树纸。构树虽然看起来高大上，其实大江南北到处都是，所以构树可以成为中医药扶贫的一个好抓手。

基于古代临床实用，很多医家对构树都已经形成了初步的认识，并且知道如何在临床中灵活运用。有的书籍说楮实甘寒，一般甘味的药就有补益的

效果，而寒性的药物就可以泻火，是平时防治上火的上好食材。

为什么喝了构树水会大便通畅

我自己喝构树茶的第一反应就是，大便通畅了。其实早在历代本草著作中就有记载，《药性通考》中说："久服滑肠。补阴妙品，益髓神膏。世人弃而不用者，因久服滑肠之语也，楮实滑肠者，因其润泽之故，非嫌其下行之速也，防其滑而以茯苓、薏仁、山药同施，何惧其滑乎？"

构树本来就有滑肠滋阴的疗效，所以做成茶之后的构树可以使人大便通畅，但是同时因为构树具有滋阴的效果，所以服用构树茶之后也不会出现失眠的现象。

构树能强肾、美容

美容是现代人最关注的话题之一，其实对于很多人来说，滋阴的药物就有美容效果，比如我们知道的二至丸就有很好的美容效果，构树茶就具备这么一种功效。《本草纲目》认为构树"充肌肤，助腰膝，益气力，补虚劳，悦颜色，壮筋骨，明目"，构树可以补虚劳、悦颜色，特别是对于一些便秘导致的脸上晦涩之气很严重的人来说，"补虚劳，悦颜色"的效果将更为明显。另外，构树可以补肾，这也是还少丹为什么用楮实的一个根本原因。

构树可以明目、泻火

构树甘寒的药性，其实就已经表明具有茶叶的性质，因为茶叶也是甘寒的，可以泻火。几乎所有的甘寒的饮料都具备解渴的功能，所以构树可以解渴，因为能入肝肾两经，所以也可以明目，可以泻火，特别是因为便秘上火或者睡觉之后有眼屎的人可以考虑用构树茶作为主打茶饮。古代用构树治肝热生翳（眼睛疾病），无非凉泻软坚之义。

服用方法与宜忌

构树种子或者构树叶，都是很好的食材，也是饲料，更是中草药，服用起来也方便，如果不在乎品相，直接在路边摘叶子洗干净，放到开水中泡一下就可以喝，不过这样口味不佳，如果稍微加工炮制一下，口感与效果要更好。

构树的运用可以说是非常多的，但是历来的医家大都考虑到构树是甘寒之性，而对寒性疾病患者不能用滑泄之药，所以认为构树对于很多人来说并不适合，正所谓"脾胃虚人禁用"。对于没有便秘的人，或者大便溏泄的人，吃构树就必须配合其他中药一起使用了，比如干姜、桂枝之类的辛温药物。不过，对于大多数便秘的人来说，用构树泡茶，也是一个不错的选择。

习近平总书记 2016 年 8 月 19 日在全国卫生与健康大会上的讲话中指出：我们要把老祖宗留给我们的中医药宝库保护好、传承好、发展好，坚持古为今用，努力实现中医药健康养生文化的创造性转化、创新性发展，使之与现代健康理念相融相通，服务于人民健康。

构树、艾草等中医药宝库中的"奇草""奇树"都是我们保护好、传承好、发展好的对象，运用得好也可以造福人类健康。

学中医 用本草

第四章

肺系疾病适用本草

1. 刮下来的竹皮，却是最好的润咽喉、除口臭的好饮料

中国古代文人，特别是诗词写手，都有一个非常好的唱歌班子，比如柳永所作词曲，必须由很多歌伎唱出来，才能流传至大街小巷；到了元代，则所谓的杂剧与戏曲，也需要有一个专门的唱歌班子，明末的很多阁臣自己家里就养着戏班子，专门从事转化工作，把才华横溢的主子写的词曲唱出来。

那么问题来了，这些唱功厉害的人是如何保持良好的嗓音的？其实，她们经常使用的就是竹茹，以竹茹泡水喝，就能在唱了一天之后还能很好地继续唱下去。

竹茹是何方神圣

竹茹就是从竹子身上刮下来的皮，是一味非常常用的中药材。

清肺利咽喉，止鼻血，疗痔疮

《本草纲目》记载竹茹具有"清肺金之燥，凉血除热"之效，对于肺部上火造成的咽喉不利、咽喉炎具有非常好的治疗效果。通过清肺，也可以通治与肺相表里的大肠，所以《药性赋》说"止肺痿唾血，鼻衄，治五痔"，对于现代生活在都市、雾霾严重影响肺部功能、痔疮普遍存在的人们，竹茹茶是一个很好的选择。

治呕逆除烦躁，清口气

竹茹性寒，具有除烦躁的功效，特别是虚烦，所以《本草纲目》记载"主胃热呃逆，疗噎膈呕哕"，现在很多人都有口气，这种口气一般都是虚热，竹茹可以让人吹气如兰。

治疗心烦失眠，清神开郁

在中医名方中，有几个方都是含有竹茹而治疗情志疾病的，比如《金匮要略》中的竹皮大丸，还有有名的温胆汤等，对于虚烦失眠导致的情志抑郁具有很好的缓解治疗作用。《药品化义》认为"竹茹，轻可去实，凉能去热，苦能降下，专清热痰，为宁神开郁佳品"。

 如何服用竹茹，禁忌为何

可以到药店购买竹茹，每天用开水泡 30 分钟，温开水服用。但竹茹苦寒，对胃寒之人不利，所谓胃寒之人，就是平时胃口不佳，舌苔厚腻者。

☯ 2. 白及一味，可治雾霾伤肺、痤疮留瘢

现代社会，空气污染成为一个无法逃脱的话题，很多人选择回归大自然，但是并不是每一个人都可以想回归就回归，那我们就选择吃一些，用一些大自然的精华中医药吧！下面跟大家介绍的就是如何护肤，如何护肺？

在中医理论中，肺主皮毛，护肺就是护肤，一般来说，肺气充足的人都会有白皙的皮肤，而那些黝黑的人，一般都是肺气不充足。比如，非洲的人，相对于我们，他们的肺气相对没那么充足，为何？赤道地区，按照五行观念属于南方，南方火盛，火克金，自然就会有金不足的情况出现。

现在的雾霾对人体的伤害有很多，首先是伤肺，其次就是伤皮肤，再次则是伤心情，只要天气有雾霾，大多数人都会肺部不舒服，呼吸不畅，另外就是皮肤有反应，心情不好。那么，中医的单味药中，有没有什么可以防雾霾的？

当然有，如果是肺气弱，我们可以通过补脾的方法补肺气，抗雾霾。平时也可以用单味中药防雾霾，比如中医药中的白及。

 止血生肌

《本草纲目》记载：白及"得秋金之令，入肺止吐血，（《摘玄》云：试血法，吐水内浮者肺血也，沉者肝血也，半浮沉者心血也。各随所见，以羊肺、肝、心蘸白及末，日日服之佳），肺损者能复生之"。

传说古时候台州有一个犯人快要死了，因为监狱的牢头对他不错，就把这一个使肺叶能复生的方告诉牢头。他说自己犯了好几次罪，肺部受刑伤过几次，后来用一味药长时间服用，肺又长好了，原话为"得一方，用白及末

米饮日服，其效如神"。

白及为什么要用米泔水制

中医有炮制之法，很多药不炮制是偏性很大的，但是经过炮制之后就可以药效显著，但是没有毒性。"米泔制，去燥性而和中"，用淘米的水浸泡之后，白及的苦涩之味就减轻了，对胃的伤害就减小了，这样就可以长久服用了。

美肤防裂

凡是对肺好的东西，一般都可以美肤，而白及则是非常高档的美肤中药。《本草纲目》说其"去腐逐瘀生新，除面上皯疱（脸上的黑气和小疮），涂手足皲裂，令人肌滑"。意思是外用涂擦，可消除脸上痤疮留下的痕迹，让肌肤光滑无痕。很多长过青春痘留下疤痕的就可以用这个捣汁涂抹，可以让皮肤恢复。

治疗硅肺

《中国药植图鉴》记载，白及"治硅肺"，所以白及无疑是现在雾霾严重情况下的一股清泉，大家何乐而不为呢？

如何使用白及

如果是内服，需要用米泔水浸泡以后再吃，方能不伤胃；如果是外用，可以和护肤膏一起拌匀涂抹。因为白及性寒，所以胃寒的人需要注意，如要使用可与生姜汁一起食用！

3. 道旁苍耳，可治各种风湿，更是白癜风克星

大家都知道，中医讲求"百草是药"，小时候见过的每一味草都是药，而且是非常好的中药，只要用对了就可以发挥意想不到的功效。其中，苍耳子便是我们日常生活常见之物，小时候割一些嫩的苍耳苗喂猪，或者喂牛，也特别有意思。

学中医 用本草

苍耳是一味非常好的中药，有诸多功效，总结起来可以分为以下几种：

治疗鼻炎

苍耳子治疗鼻炎是家喻户晓的事，几乎所有的中医治疗鼻炎时都会加上一些苍耳子、辛夷花之类的性温之药。其实，在中医看来鼻炎就是肺主宣发的功能没有很好地发挥，导致宣发不出去，所以鼻炎患者老是觉得鼻子不通气，用点辛温的药发散一下，就会非常舒服。

治疗疮疡

苍耳子具有温通之性，对于经脉气结、经脉不通的人都有益处，其中疮疡患者大多都是经脉不畅引起的，所以苍耳子对疮疡患者非常有利。《滇南本草》记载"疮科仙草，慎勿轻视"。苍耳子不但可以内服，还可以外用，都是非常好的治疗疮疡之药。

除湿，治疗风湿

其实苍耳子治疗鼻炎，治疗疮疡都有一个共性，那就是可以祛湿。另外，湿气往往与寒气、风气一起，苍耳子既可以除湿，又可以祛风，所以可以治疗风湿，治疗四肢痹痛。《本草纲目》记载"主治上通脑顶，下行足膝。发汗，散风湿，外达皮肤。治头痛、目暗、齿痛、鼻渊、肢痛、痹痛"，是一个非常廉价、非常好用的除风湿之药。

治疗白癜风

白癜风是色素脱失发生在皮肤表层的一种疾病，但以暴露及摩擦损伤部位（如颜面部、颈部、手背、腕部、前臂及腰骶部等）多见，口唇、阴唇、龟头、包皮内侧黏膜亦可累及，部分患者皮损沿神经节段单侧分布，少数患者泛发全身。初起皮肤出现边缘清楚、大小不等的白色斑片，可以单发，亦可泛发。周围皮色较深，斑内毛发亦变白，表面光滑。无自觉症状，经过缓慢，偶有自行消退者。

中医认为本病多因风湿搏于肌肤，气血失和，血不荣肤而成，所以白癜风又叫作"白驳风"，而这种白驳风其实就是因为风湿伤人之肌表导致的皮肤病，所以古人用一味苍耳膏治疗。

🫧 苍耳膏制法及服法

取鲜苍耳连根带叶五六十斤，洗干净，切碎，入大锅内煮烂，取汁，绢滤过，再熬成膏，用瓷罐装。

服用时以桑木匙挑一匙，噙口内，用黄酒送下。服后于有风处，必出小疮如豆粒大，此风毒出也，刺破出汁尽即愈。忌猪肉。

如果效果不佳，则在服用苍耳膏之前再服用浮萍丸，以水中紫背浮萍研细末，炼蜜为丸，如弹子大。每服一丸，用酒送服。

☯ 4. 冰糖雪梨不含止咳成分为何止咳有奇效

很多人在咳嗽时服用冰糖雪梨都是上好的治疗方法，很多人对此也深信不疑。不过有关科学人士曾说冰糖大多数成分是蔗糖，雪梨的组成78%是水分，这些都不是治疗咳嗽的有效成分，以此得出结论，冰糖雪梨不能止咳。

乍一看，小伙伴们都惊呆了，似乎中医又创造了一个话题，骗了无数的无知少女少男，事实怎么样呢？

下面我给大家解一下惑，在解惑之前先给大家讲一个故事。

清朝中期，有一个中医大家叫作叶天士。叶天士在当时是"网红"，影响力极大，也拜过十几位名师，医术很高，而且在学术上开了温病学派之先河，治疗温病（现代的急性感染病、发热疾病）效果很好。有一次遇见一个病人，一把脉，认为病情严重，于是跟病人说，你活不久了，开了一个方交给病人，让他边吃边赶紧返乡。病人后来遇见了一个和尚，并把叶天士的话跟和尚说了，和尚一看叶天士的方子，说这个方很高明，但是缺少一个药。和尚跟病人说，他只要吃足够分量的雪梨，就可以痊愈，后来病人买了不少雪梨，一路上边吃边回家，果如和尚所言，疾病完全好了。

叶天士后来碰见了那个病人，很奇怪为什么他还活着，病人把前后经历跟叶天士一五一十地交代了，后来叶天士在治疗温病的时候就非常注重雪梨的运用，对于很多温病都会考虑用到雪梨。

雪梨有什么作用

在叶天士的《外感温热篇》中经常对温病久病伤阴者会加一点冰糖，或者雪梨汁，因为温热病是最伤阴的，而伤阴又表现在伤胃阴。雪梨是凉性的，所以可以清热；雪梨是白色的属金，入肺，所以也可以清肺热；雪梨是甜的，所以入脾胃，滋脾胃之阴。

冰糖是甜的，也具备滋阴的作用，特别是补胃津之不足，咳嗽有一个最主要的特点就是会伤阴，伤肺阴，伤肝阴，伤胃阴，所以用冰糖雪梨很合适。

 为什么治咳嗽要以补胃阴为主

中医理论中，**"五脏六腑皆令人咳"**，但是咳嗽最主要的原因还是"发于肺，因于胃"，胃气不能通降才是造成咳嗽的一个重要因素，所以治疗咳嗽时一般都会用降胃气的药。

冰糖雪梨能治的咳嗽，肯定是偏热性的，偏阴虚的，所以寒性的咳嗽患者千万别喝，否则会加重病情！

 营养学研究者到底错在哪

生物学有一个非常重要的定律，结构决定功能。很多时候蛋白质的成分没变，结构一变，功能就变化了。很多东西在某种情况下，是一种特性，在另外一种条件下又是另外的特性。

举一个例子，青蒿素在高温下提取出来就不具备治疗疟疾的作用，屠呦呦教授就在常温下提取，结果获得了良好的效果，最终得到了诺贝尔奖。

到此，大家明白冰糖雪梨到底能不能治疗咳嗽，能治疗什么样的咳嗽了吧？

 # 5. 烟草用得好也是一味良药，关键看怎么抽

现代社会存在一个怪事，专家们一直在强调抽烟有害健康，但是还是有成千上万的人前赴后继地抽着。抽烟真的只是有害健康吗？除了有害健康，在某种情况下，还能不能有利健康呢？

首先，我们需要明白烟草的生产过程，其中从种植、采摘、烘焙、切丝、成品经过很多程序，最重要的一个环节就是烘焙，因为这个过程的控制决定了整个烟草生产的质量。

在烘焙过程中，需要掌握烟草烘焙的温度、湿度、时间、火候等。烟草的生产过程决定了烟草的药性。烤烟主要可分成青、黑、红、白、黄几种颜色，其中以黄为主，最高级的是黄色，其次是红黄，再次是黑黄，再次是青黄，最次的是白黄，其中又以青黄色的烤烟抽起来最容易上火，白黄则无味，红黄带甜味，口感不错，黄色的最好，清香缕缕。

中医把药分成不同的性，有寒热温凉的区别，也有气味形质，从这些特性中分析药物的疗效。烟草从气味来说，气是温热的，因为经过了火的炮制；味为辛辣，具有走窜之性，走而不守。青黄的偏向于木火相生，抽起来会相对容易上火，纯黄色的是最好的，比较纯。

所以，抽烟的第一个好处，就是可以扶阳，可以使人体的阳气变得更加充足，能够御寒，能够抗感冒。古人衣食不足，经常在风中劳作，保暖的衣服又不能穿出去干活，所以干活之余抽一两根烟，可以解乏，也可以祛寒。《本草备要》说其"治风寒湿痹，滞气停痰，山岚瘴雾"。

第二个好处，就是抽烟针对的是人体的肺部，当人抑郁了，抽一根烟可以缓解一下，对肺部有很好的调节作用。因为肺是怕寒邪的，在寒邪的侵袭下，抽一根烟就能使肺经经脉相对通畅，调节情志。就好比酒可以作用于心经，不开心时饮一点酒就可以打开心经瘀滞。所以古人说"其气入口，不循常度，顷刻而周一身，令人通体俱快，醒能使醉，醉能使醒，饥能使饱，饱能使饥"。

第三个好处，就是辛温的药都具有润燥，具有横行的特色，可以通行十二经脉。所以《本草正》说："用以治表，善逐一切阴邪寒毒，山岚瘴气，风湿邪闭腠理，筋骨疼痛；用以治里，善壮胃气，祛阴浊寒滞，消鼓胀宿食，止呕哕霍乱，除积聚诸虫，解郁结，止疼痛，行气停血瘀，举下陷后坠，通达三焦。"

所以，烟草具备的功效主要是三方面的，祛寒解表，扶阳解郁，宣肺通经，擅长治疗各种寒凝气滞。

但是一个事物有利有弊，这也是中医治病的精髓。毒药有毒药的禁忌，一般药品有一般药品的禁忌，只要避开了禁忌，用起来就是良药。烟草之弊，在于烟草性烈，辛温，所以对于阴虚体质的人，对于肺热的人，对于中焦有湿热的人，都不适合。

所以《本草正》说："**此物性属纯阳，善行善散，惟阴滞者用之，若阳盛气越而多躁多火，及气虚气短而多汗者，皆不宜用。**"

现在很多人都有咽喉炎，其实是一种阴虚火甚的表现，这种情况是不适宜抽烟的。《本草汇言》也说："**阴虚吐血，肺燥劳瘵之人，勿用。**"

6. 大枣为什么可以成为戒烟神药

2014 年春节，我从北京回到老家，很多病人上门找笔者把脉开方，当时来的都是乡里乡亲的，所以也来者不拒，有好的养生方法也尽量传授。

其中有一个哮喘病人，60 岁左右，主要症状就是每天早晨必定会咳嗽气喘，遇冷就更加严重，按照中医辨证论治的思路，给他开了小青龙汤。

学过中医的人都知道，小青龙汤是治疗心下有水气，伤寒咳嗽的，说白一点就是身体寒湿太重。服用小青龙汤之后，咳喘基本好了，不过一遇冷还是会反复，所以后来又开了以四逆汤打底的温阳之方，温补脾胃扶阳祛寒。

吃完之后，他整个人身体暖了，遇冷也不会出现咳喘，但是基于家人要求，提出要戒烟，我当时就跟他说吃红枣，想抽烟时就吃红枣。

病人倒是非常遵医嘱，按照我说的做了。一年后，回到家乡，他欣喜地告诉我这个红枣戒烟效果非常好。

戒烟为什么要先用温阳之药

大多数烟瘾大的人都是身体寒气重，必须用抽烟的方式疏通经脉，祛逐寒邪，所以要戒烟首要的就是把身体的寒气去除。

抽烟的人为什么中焦有湿热

大多数抽烟的人都有身体经脉气血运行不畅，所以容易出现身体上下皆寒，中焦却有湿热，烟草能够通畅经脉，所以身体经脉不通畅之人往往容易迷恋烟草。但是，烟草性热，过吸烟草，导致热与中焦寒湿相互作用，也能形成中焦湿热，出现舌苔黄、烦躁等症状。

戒烟为什么要补肺

肾虚的人吃的菜会比较咸，因为食盐味咸入肾，能够调动身体的肾气，不过这种刺激会使肾气越来越弱。抽烟也一样，本来肺气虚，如果抽烟虽然可以调动肺气，暂时比较舒服，但是会造成肺气越来越虚，所以抽烟不能过量。

戒烟，首要的就是要满足肺的需求，让肺气足起来，这样人抽烟的内在需求就没有了，用这种方法就可以彻底地戒烟。

为什么大枣会成为烟草的黄金替代品

《本草备要》记载烟草具有"其气入口，不循常度，顷刻而周一身，令人通体俱快"的作用，具有通行十二经脉的良好作用。总的来说可以总结成三条：第一条是扶阳，可以祛寒；第二条是补肺，可以刺激肺部，满足肺部需求；第三条是通行十二经脉，对十二经脉都有通畅作用。

如果要戒烟，就必须找到一个暂时的替代品，在《神农本草经》中有一味食材，具备这三条功能。这个就是大枣，《神农本草经》记载大枣"主心腹邪气，安中养脾助十二经，平胃气，通九窍，补少气，少津液，身中不足，大惊，四肢重，和百药。久服轻身长年。"《吴普本草》记载："枣主调中，益脾气，令人好颜色，美志气。"

大枣可以助十二经脉，通九窍。最重要的一点，大枣入脾肺两经，能够通过健脾胃补肺气，是非常好的食材。大枣也稍微有一点温补作用，但是这点远远不及烟草。

从这几点来说，大枣就是天生的烟草替身，要戒烟，缺此不可。

当然，戒烟的时候，用大枣一定要配合除寒，去中焦湿气，不然就不能达到满意的效果。

7. 农村遍地都有的蚯蚓粪，内服外敷都可治病

农村的小孩子坐在地上，很多时候会出现阴囊肿大，爷爷奶奶都说这是蚯蚓吹了气导致的，所以一般就会用蚯蚓粪调水涂一下，很快就好了。

等我长大了，才知道这并不是因为蚯蚓吹了一口气，而是皮肤过敏，人对不同的东西过敏，只要将这个变应原（即过敏源）清除了就好了，但是蚯蚓粪的妙用并不仅仅这么一个，我学了中医才知道，蚯蚓粪（又称蚯蚓泥）原来有很多意想不到的效果。

治疗肠胃炎

很多人都患有肠胃炎，很奇怪，现代的卫生条件越来越好，饮食越来越干净，但是得肠胃炎的人却越来越多，而且很多得肠胃炎的都是高级知识分子，都是家庭条件优越者，倒是很多小老百姓不得这个病。陈藏器记载，蚯蚓泥治赤白久热痢，"取一升炒烟尽，沃汁半升，滤净饮之"，赤白痢其实就是现代的肠胃炎，主要指肠炎。

治疗狂犬病

狂犬病被宣传得非常可怕，其实大家不必对狂犬病过度害怕，早在几百年前，苏恭就说"敷狂犬伤，出犬毛，神效"。上次我写了一篇文章，关于治疗狂犬病的，被大家喷得很厉害，对此我也很无奈，对于古人留下的智慧，我一般都不会武断地怀疑，而是努力去实践，至今为止，还真没发现古人有什么不太靠谱的地方，倒是现代的某些"医疗机构和所谓的专家"一个比一个不靠谱。

治疗各种过敏

过敏是什么问题？以前解释过，其实过敏就是因为外界的风影响人体导致的疾病，所以治疗一般从祛风入手。

蚯蚓粪就是一种很好的祛风的药，《外台秘要》记载"一切丹毒，水和蚰泥敷之"。对于有的脚心肿痛，因久行久立所致者，以水和蚯蚓粪浓敷，一夕即愈。

治疗腮腺炎

朱丹溪就经常用蚯蚓泥治疗时行腮肿，具体的操作方法就是"柏叶汁，调蚯蚓泥涂之"，用侧柏叶煮水，调蚯蚓泥涂在外面。

治疗咽喉骨哽

孙思邈《备急千金要方》记载：治疗咽喉骨哽，"以五月五日午时韭菜地里取蚯蚓泥收之，每用少许，搽喉外，其骨自消，名六一泥"。

除此之外，凡是肿痛都可以用蚯蚓泥和水外敷，疗效都非常好，这也是农村的一个基本常识了。

8. 民间的燕子泥，治疗各种皮肤病，效果比燕窝还好

大家都知道燕窝是有钱人家用来养生的名贵药材，以其能够润肺、滋补而大受欢迎，然而这些燕窝也非常贵，动不动就是成千上万元，一般人家经常吃也吃不起，特别是那些要补充胶原蛋白的爱美人士。

但是，对于很多因皮肤结痂，外表不好看的人来说，另外一种燕窝却是为他们量身定做的面膜，可以护肤，可以治疗各种皮肤病。

燕子窝，就是我们寻常人家的燕子做的窝，因为燕子将口水涂在泥中，所以有着特别的效果，《本草纲目》记载："主风瘙瘾疹，及恶刺疮，浸淫疮绕身至心者死，并水和敷之，三两日瘥（藏器）。治口吻白秃诸疮（时珍）。"

治疗疥疮

疥疮是一种顽固的疾病，一般发在腋窝、胯下等位置，平时没事，一经温度升高或者晚上睡着，就会瘙痒难耐，这种疾病可以用燕子窝泥涂搽，效果好。《小品方》记载："燕窠大者，用抱子处土，为末，以淡盐汤洗拭，干敷之，日一上。"用泥土治疗各种皮肤病的情况，原理其实也很简单，因为皮肤病一般都是人体的微生物群发生了紊乱，只需要稍加改善即可，泥土中有大量的放线菌，可以分泌各种抗生素对抗有害病菌。

除此之外，燕子窝泥还可以治疗各种疮，比如治疗黄水肥疮，"燕窠土一分，麝香半分。研敷之。治疗浸淫湿疮发于心下者，不早治杀人。用燕窠中土，研末，水和敷"。

燕子窝泥也可以治疗口角烂疮，"燕窠泥敷之，良"。或者治疗白癞头、白秃头疮，"百年屋下燕窠泥、窠，研末，剃后麻油调搽"，等等。

治疗各种过敏

如《备急千金要方》记载治疗皮肤中毒，名症疟，用醋和燕窠土敷之。治疗风瘙瘾疹，"燕窠土，水和敷之"。治疗小儿丹毒，"向阳燕窠土，为末，鸡子白和敷"。

 治疗各种皮肤病

《瑞竹堂经验方》记载："一切恶疮：燕窠内外泥粪，研细，油调搽。一加黄柏末。"对于很多人来说，皮肤有各种斑点，其实都是因为有各种寄生虫导致发炎、过敏的，只需要用燕窝泥作为平常洗脸、面膜的材料，就可以非常好地将这些问题解决，比用一些抗生素杀死细菌，然后损害人体的各种微生物菌群要好很多。小时候，我就见过老人家用这种燕子泥搽脸，特别是长了痘痘的年轻人、老人都会用这种方法，但我一直不明白其中道理。

市场上名贵的燕窝能补肺养阴，止肺虚性咳嗽，减少肺气病变，但是这些燕窝都是不常见的，不如家中的燕窝，随便都可以采得上，每家每户都用得起，关键还有很好的护肤效果，大家可以大量采用！

不要等一种东西变得非常贵了，我们才重视它，一种药材的好坏跟价格高低没有必然关系，药材价格高的绝大多数都是药商炒起来的。

9. 哮喘病患者咽喉发出水鸡声，重用白前一味解决

哮喘病是非常常见的呼吸道炎症疾病，不少老年人时常会出现这种疾病，特别是在受到外界气候变化、过敏物刺激时很容易出现，也是一个非常难治的疾病。

这种慢性炎症导致气道高反应性的产生，通常出现广泛多变的可逆性气流受限，并引起反复发作的喘息、气急、胸闷或咳嗽等症状，常在夜间和（或）凌晨发作。多数患者可自行缓解或经治疗缓解。

 为什么会有哮喘

哮喘不比咳嗽，一般都是慢性疾病，中医认为是痰饮之邪阻滞肺部，所

以哮喘疾病的发作主要就是因为痰饮。

 痰饮如何治疗

痰饮是人体的水液代谢出现问题，形成了不可利用的废液，主要涉及的脏腑有脾肺肾，中医认为肺为储痰之器，脾为生痰之源，肾为水病的根本，所以治疗的时候必须考虑到脾肺肾三者之间的关系，同时治疗。

对于痰饮，张仲景一直主张"病痰饮者，当以温药和之"，所以在治疗痰饮的时候一定是用温热的药，但是不能太烈，温和地治疗，如此才能达到治疗疾病的效果。

 代表方剂——白前汤

白前汤是《深师方》记载的治疗痰饮严重而导致呼吸道疾病（就是现代的哮喘病）的一个重要方剂。主要表现是"体肿短气胀满，昼夜倚壁不得卧，常作水鸡声者，白前汤主之"。一般气喘病人很容易出现身体水肿，气喘，喉咙发出水鸡声，这个时候用白前汤作为主要方剂治疗。

白前汤组成：白前 30 克，紫菀、半夏各 20 克，大戟 7 克，煮取温服，吃药期间禁食羊肉、饴糖。

整个方以白前为主，再加一些降气温肺的紫菀，除痰燥湿的半夏，去水的大戟。白前是主要的药，其中《本草蒙筌》记载：白前，味甘、辛，气微温。无毒。咳嗽上气能降，胸胁逆气堪驱。气壅膈，倒睡不得者殊功；气冲喉，呼吸欲绝者立效。仍治气塞咽嗌，时作水鸡声鸣。故古人气嗽方中，每每用之不遗，亦以其善主一切气也。又有保定肺气，温药佐使尤奇。

临床上，白前也是一味治疗陈年久咳、哮喘的特效药，且无毒，可以非常灵活地使用。

10. 香料白芷，亦药亦食，用途广泛

当一种药具备无毒、气味香、可治疗很多疾病的特点时，就会成为人们餐桌上的常客，变得人见人爱，花见花开。如果这种药还具备滋补，相对稀少的特性，就会迎来社会资本炒作，变成高端养生保健品。

如果我告诉你，世间有一种香料，其实可以预防感冒，美白，最主要的是可以帮现代人去除体内的湿气，给予全方位保护，把人从湿气中解放出来，你会作何想法？

这种中药就是白芷，因为在现实生活中运用广泛，所以白芷可以在菜市场买到，但是很少人知道其有那么多作用。白芷就像八角一样，是餐桌上常见的香料，同时又是一味治疗诸多疾病的好药，受到很多人的欢迎，但是大家仅仅把它当作香料，实在是大材小用了，如果通过不同的搭配，可以治疗很多大病、重病，还无风险！

祛湿

因为白芷可以祛湿，所以衍生出很多非常难得的疗效。

第一个就是治疗妇科白带，古人认为"合从清阳高明之上，一阴隐僻之下，对待污浊者，剂之以洁，如女子漏下赤白，血闭阴肿寒热。此一阴之下，血浊及气浊也"。

第二个就是可以去除污浊之气，古人认为湿气就是污秽的，所以凡是被湿邪侵害的地方都很容易出现不洁，"如风头侵目泪出，此清阳之上，气浊及血浊也"。

第三个就是可以美容，"长肌肤，即洁肌肤浊，以气洁则气精于肌也。泽颜色，即洁颜色浊，以血洁则血华于色也。可作面肥，此不独饵可激浊，即肤受亦可表洁矣"。对于很多爱美人士来说，这就是一个非常好的面膜材料了。所以说"兼可作膏药，面脂，润颜色，乃祛风散结之余事耳"。

预防感冒

白芷具备芳香之气，所以在平时使用时，可以制作香囊，"去肺经风寒，治风通用"，不管是风热感冒，还是风寒感冒，起因都是风邪侵入人体，所以白芷可以预防感冒，能够祛风，是日常生活中必不可少的保健香料。

解毒

白芷的解毒功能主要表现为可以去风湿。其实很多蛇毒都是风毒，白芷就可以解蛇毒，所以很多时候，例如端午节，有的地方就会煮白芷水洒在地上，防蛇虫进入房屋内。甚至有的人被蛇咬了，出现昏厥，出现手脚肿胀，都可以用白芷煮水喝，很快就能解毒，"生肌止痛，解砒毒蛇伤。先以绳扎伤处，酒调下白芷末五钱"。甚至种植白芷，也能辟蛇。

治疗鼻炎

白芷还有一个非常好的效果，就是治疗鼻炎，针对很多鼻炎患者，《本草纲目》记载："鼻渊，肺主鼻，风热乘肺，上烁于脑。故鼻多浊涕而渊。经曰：脑渗为涕。宜同细辛、辛夷治之。"古人认为，鼻炎其实是脑漏，治疗上要去风湿。

止盗汗

很多人有盗汗的毛病，盗汗虽说不是大病，但是日久天长就会使人精亏阴虚，不可不防。很多种盗汗的原因都是湿热，所以需要除湿清热，便可治疗。白芷跟辰砂搭配，就可以治盗汗不止，因为辰砂是寒性的，可以去心火，滋阴，而白芷却可以除湿，除风。

治疗流鼻涕、牙痛

流鼻涕，其实大多数都是因为风寒或者风热伤肺，而白芷是一个祛风的要药，所以很多时候可以用白芷治疗因为风寒或者风热导致的各种疾病，比如风火牙痛，用白芷粉末搽牙齿即可。对于感冒，用荆芥、腊茶，一起煮水，或者直接泡茶，都可以取得很好的治疗效果。

搭配椿根白皮治疗妇科白带

很多妇人有白带，中医常言道，十个妇人九个带，可见阴道感染是多么普遍，所以在平常可以用白芷加椿根白皮，泡水喝，或者外洗，都可以治疗。

止眉棱骨痛

很多人有奇怪的毛病，就是眉毛下面的骨头会痛，类似西医学之眶上神经痛。这种痛在中医看来是非常特别的，专属于足阳明胃经，所以一般都是用专药来治疗，比如经常用的就是白芷配黄芩，治眉棱骨痛。

治疗脚气病

现代人只知道脚气是脚痒，其实在古代，脚气是专门指痛风的，现代痛

学中医 用本草

风那么普遍，其实痛风有一大部分都是因为湿热，遇见这种痛风，就可以用白芷配合白芥子、生姜汁，外敷、内服治疗，疗效显著。

治疗乳房疾病

在中医的理论中，乳房属于足厥阴肝经、足阳明胃经分布的范围，乳头属于足厥阴肝经，而乳房组织则属于足阳明胃经。乳房疾病，只要是乳头以外的，都可以考虑在原方的基础上加上白芷，比如治疗乳房发炎，就可以用白芷佐瓜蒌仁，两者一起煎服，也可以外敷。

白芷怎么用

如果白芷是用来治疗妇科疾病，比如白带、崩漏，就需要炒黑；如果是治疗脸上的瘢痕，美白就生用。白芷如果用于外科，比如美白，最好是内服、外敷一起用；如果是治疗疾病则应同其他药物搭配使用，但是平时可以单独使用，特别是饭菜中可以放白芷作为香料。

有什么禁忌

白芷性燥烈而发散，所以一般而言，疾病在里者，血虚、气虚者禁用。

11. 抗菌杀虫抗病毒，一味百部身兼数职

大家都知道，现代医学治病，主要靠的就是抗生素，或者是抗生素的衍生物，但是当遇见病毒时，抗生素就无效了。很多因为病毒引起的疾病，治疗难度较大，如果有时用干扰素，则杀敌一千，自损八百，很多时候都不能获得好的疗效。

但是在中药之中，有一种药就是专门治疗各种虫、细菌、病毒、真菌导致的疾病，这个就是百部。

现代研究表明百部具有抗菌抗病毒作用，对多种球菌、杆菌及某些致病真菌、流感病毒和新城疫病毒有不同程度的抑制作用。百部水浸液和醇浸液对鼠蛲虫及头虱、体虱、阴虱有杀灭作用，还能毒杀臭虫、蝇蛆、孑孓等。可以说，百部是一味针对很多寄生虫的神药，药到病除。那么中医如何使用

百部呢？

治疗疥疮

很多人被疥疮困扰，但是又觉得难言。这种疾病经常让人很难受，但又不是大病，一些小的民间方法经常获得意想不到的治疗效果，比如可以用百部浸水搽洗。

治疗蛊毒

古代人因为不知道有细菌存在，所以把感染了细菌出现的很多无法解释的现象都叫作蛊毒，百部不仅可以治疗，还可以预防蛊毒。《本草纲目》记载：百部"功专杀虫，能除一切蛊毒，及传盦骨蒸，树木蛀虫，疳积疥癣，虫触烟即死"。

治疗咳喘

很多肺部疾病其实都是由细菌引起的炎症导致的。百部是一种杀虫的专药，同时对很多炎症也有很好的抑制作用，所以一般咳嗽疾病都可以加一些百部。

有何禁忌

百部是性温的，所以具备温肺的作用，只要是寒性的肺系疾病就可以用百部治疗，如果是热性的肺系疾病，则需要注意搭配寒凉的药，方能取得良好的治疗效果。

12. 蚕宝宝的粪便（蚕沙），却是吹风流泪和各种风湿的克星

我小时候经常玩的游戏之一就是养蚕宝宝，每年的二三月份开始，就用一个百雀羚雪花膏的盒子，在盒盖上钻几个窟窿，里面放几片桑树叶，开始津津有味地养蚕，比谁的蚕长得快就是最大的乐趣。

蚕宝宝虽然吃生的桑树叶，但是必须是干燥的，如果吃了含有比较多水

分的桑叶就会腹泻而死，正是因为这种特性，中医认为蚕身上的东西如蚕沙是可以除湿的，对人体的湿气有很好的去除作用。

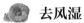 去风湿

《本草纲目》里面讲"蚕居火，其性燥，燥能胜风去湿，故蚕沙主疗风湿之病"，所以蚕宝宝的粪便其实最强的作用就是祛风湿。

"有人病风痹，用此熨法得效"。如果有风湿痛，只需要用袋子将其装上，用加热器加热，然后敷在风湿关节疼痛处，就可以很好地治疗，缓解风湿痛。

治疗风眼病

很多人有一个毛病，那就是只要一吹风，眼睛就会流泪，中医将这种疾病叫作风眼病，主要的病因就是风，所以只需要除风即可。

事实上，风经常与寒湿一起，所以在治疗这个病的时候，用蚕沙是一个不错的选择。《本草纲目》记载：以真麻油浸蚕砂（沙）二三宿，研细，以箆子涂患处，不问新旧，隔宿即愈。就是说只要是迎风泪出，就可以用麻油泡蚕沙，然后滴在患病处，很快就可以将疾病治好。

抗肿瘤

据现代科学研究表明，蚕沙还有抗肿瘤的作用。肿瘤对于人来说，其实就是积聚中的积，代表着人身之气极度的不通畅，只要用蚕沙这种可以去阴寒之邪的药物，对人体的经脉通畅有很好的作用，自然可以防止积聚的发生。

《本草纲目》记载蚕沙"治风湿为病，肢节不遂，皮肤顽痹，腰脚冷痛，冷血瘀血"。其可以活血化瘀，对经脉不通之人，有非常好的治疗、预防效果。

13. 猪油很腻吗？古人却用来清血管，是除三焦湿气、去瘀血的好药

我读高中的时候，经常一看书就是三四个小时，而且一般都是日复一日，月复一月，身体也不太受得了，当时很多同学都觉得压力好大，英语老师就

经常建议：弄点猪油补一补脑子，这样对人体的智力很有好处。从那时起，我就知道猪油可以补智力，那到底是怎么一回事呢？

猪油在古代叫什么

猪油在古代又叫作脂膏，李时珍说："凡凝者为肪为脂，释者为膏为油，腊月炼净收用。"我们现在所说的脂肪，其实就是古代所谓的脂膏。

猪油药性如何

中医看病，最注重的就是药性，寒性病患者需要吃一些温性的药，温性病患者则吃凉性的药，治寒以热，治热以寒。猪油在中医看来就是"甘，微寒，无毒"，所以是一种非常好的补药，这种补药不会使人上火，反而有泻火的作用。

解毒护肝

古籍记载猪油可以解地胆、亭长、野葛、硫黄毒、诸肝毒，是难得的解毒食品，所以平时多吃一些猪油对肝脏是非常有益的。现代所谓的三高其实很多都是与肝脏有关，用猪油治疗肝脏疾病，对于三高患者来说无疑是有利的。

祛湿退疸

李时珍记载猪油"利肠胃，通小便，除五疸水肿，生毛发"。《肘后备急方》用猪油治疗五种黄疸，也就是现代的肝炎，"五种疸疾：黄疸、谷疸、酒疸、黑疸、女劳疸，黄汗如黄柏汁。用猪脂一斤，温热服，日三，当利乃愈"。

止带通便

《备急千金要方》记载猪油可以治疗赤白带下：炼猪脂三合，酒五合，煎沸顿服。也可以治疗小便不通：猪脂一斤，水二升，煎三沸，饮之立通。

活血化瘀

孙思邈认为猪油可以"破冷结，散宿血"，对于现代所谓的血脂高，有瘀血是非常好的治疗食品；还可"利血脉，散风热，润肺"，治疗因为风热导致

学中医 用本草

的疾病，以及清理血管。

治疗皮肤病

猪油还有一个非常好的疗效就是治疗皮肤病、各种疮疡，"入膏药，主诸疮（苏颂）""杀虫，治皮肤风，涂恶疮（《日华子本草》）"，也可以美容，泽肤。作护肤品，可以使手脚不皲裂。

现在大家就明白了，为什么猪油有利于学习，因为猪油可以打通人体的血脉，而体内有瘀血很容易导致人记忆力下降，时常吃一些猪油自然可以增强记忆力，提高学习能力。

14. 咽喉疼痛又上火？一个鸡蛋加点醋

咽喉炎是困扰北京人，或者北方重工业城市的一个大病，在北京，几乎十个人就有九个有咽喉炎，出现嗓子有痰，很不顺畅。

为什么会得咽喉炎

其实，中医认为咽喉为肺所管辖的地方，所以只要是咽喉出了问题，一般都是因为肺气出了问题，在把脉的时候我也经常发现，咽喉炎患者一般都有肺气弱的表现。

另外，大家不要小看了咽喉炎，咽喉炎其实是导致颈椎病的一个重要原因，咽喉发炎则导致颈部肌肉紧张，这种紧张会连带血管堵塞。按照中医来说，颈椎病其实有两个原因：一是肺气不畅，导致人体之气不能上升到头部，所以出现颈椎紧张，头部不适；二是气血不通，颈椎出现了局部的堰塞。

中医如何看待咽喉炎

咽喉炎一般在中医看来就是肺气虚，有热以及痰，表现为痰湿郁闭肺气，所以治疗咽喉炎主要的方向就是除痰湿，补肺气。

中药如何除痰湿

中医在治疗痰湿时，一般会用到的药就是陈皮、半夏、天南星，这些都是最常用到的。用陈皮是从治痰先治气的角度来考量，用半夏、天南星则是直接除痰。

如何治疗咽喉炎

咽喉炎可以分两种：一种是无痰的，那就是干性的咽喉不适。此时可以用仲景的名方桔梗汤，主要以桔梗、甘草两味药等量煮水即可。

如果是有痰的，或者有痰还出脓生疮，声音沙哑则可以用苦酒汤：用鸡蛋清、醋，放到鸡蛋壳内，将一两颗半夏打碎放入加热，然后直接喝掉加热的苦酒汤。所谓的苦酒，就是醋。

如果这几种方法还没用，其实可以用玉蝴蝶泡水喝，一般都可以将咽喉炎很好地控制住。

 ## 15. 秋天遍地银杏果，消炎又治喘

大家都知道，在中国，地大物博，很多东西都可以食用，而且食用的方法不一样就能产生不同的结果，这也是我们饮食文化的一大特色。在诸多可食用的东西中，有一种果子一直不被人注意，那就是银杏的果子，古人叫作白果。

白果是一味非常好用的中药，但有毒，不能长久服用，若使用得当可以带来短期良效。一个常见之物能够带来什么好效果呢？

杀菌消炎

白果在古代经常用来治疗赤白浊，也就是男女阴道感染，如《本经逢原》记载："生嚼止白浊，降痰消毒杀虫，涂鼻面手足，去皶疱皯黯。"其不仅仅对尿道感染有非常好的治疗作用，对其余地方出现了寄生虫、细菌也有治疗效果，对皮肤也非常好，有美容的效果。正是因为如此，可以用来治疗和预防前列腺炎。

治疗喘症

在中医治疗喘症时，有一个非常有名的方叫作定喘汤，里面就有白果，

如果是气喘，只要不是外感，稍微用一用白果，都是非常有好处的。

因为白果是性涩的，对于有外感的人来说不合适，会闭门留寇，所以服用白果时要千万注意，一定不能在感冒还没有好的时候服用。

 禁忌

白果有毒，正是因为有毒，所以疗效才好，但是在控制用量的基础上，就可以食用了。

因为白果是性涩的，所以服用之后易收敛太过，外感病和新得的病一般不适合使用，服用后有的时候会出现腹胀等情况，所以必须结合其他可以预防腹胀的药物一起使用，比如厚朴之类的。

中毒了怎么办

其实中了白果毒，很容易解，用白果壳煮汤喝下去就可以相安无事。

第五章
肝胆疾病适用本草

1. 茵陈虽为路边的蒿草，却是护肝的良药

一说起肝病，大家都知道，肝脏是非常重要的解毒器官，但是很少人知道怎么护肝。虽然肝可以解毒，但是很多药都会伤肝，所以一伤肝，人就容易出现问题。

伤肝三大原因

第一是熬夜伤肝。现代生活中伤肝的事情太多，比如熬夜伤血，肝藏血，所以熬夜会伤肝。

第二是抗生素伤肝。现代的抗生素、疫苗都或多或少会伤及肝脏，这些都是伤肝的日常因素。

第三是春天不注意伤肝。《素问·四气调神大论》说：**"春三月，此谓发陈，天地俱生，万物以荣，夜卧早起……养生之道也。逆之则伤肝，夏为寒变，奉长者少。"**可见，春天不注意也容易伤肝，因为春天是生发之气，天地之气都是欣欣向荣的，如果郁郁不乐、消极倦怠，那么就会伤及肝脏。

伤肝四大表现

肝脏受伤，从西医来说就是解毒功能弱化了，从中医来说就是肝脏受损，生发之气不足，主要表现为以下几点：

第一，女性痛经；男性阳痿，举而不坚。因为中医认为肝主筋，而阴部属于宗筋。

第二，嘴唇发黑，皮肤不亮，面如有尘。因为中医认为肝应于春，而春天就是"春三月，此谓发陈"，能把人体内部的停留之物代谢掉。肝功能不好则体内瘀滞之物停留，气色自然晦暗。

第三，肝脏不适，会造成厌油腻。因为油腻在中医来看是湿浊之气，肝脏主疏泄，如果湿浊之气不能很好地排泄，人自然就会讨厌油腻，同时也说明肝不好。

第四，人容易累。中医认为肝脏为罢极之本，肝脏有问题就会出现困乏易累的情况。

学中医　用本草

护肝中药很多，唯有茵陈最妙

其实护肝的中药很多，《本草纲目》中有"推陈致新"作用的药物都可以护肝，比如大黄、滑石、白芍、柴胡等，但是这些药都有很多的偏性，唯有一个茵陈是护肝的圣药，凡是发现有肝脏损伤，加一点茵陈很多时候都可以得到很好的效果。

《神农本草经》记载茵陈"主风湿寒热，邪气，热结黄疸。久服轻身，益气耐老"。其实医家都用此药治疗乙肝及肝炎疾病，殊不知茵陈蒿是春三月发陈之药，几乎所有的肝病都可以用，不但可以去除体内湿热之气，还有通经活络的效果，是护肝保肝的圣药。所以对于妇科痛经或者嘴唇发黑，茵陈都有非常好的疗效。

茵陈可以搭配其他药物一起服用，也可以单独泡水喝，每天用 5 克泡开水喝，半个月就能见效！

 2. 五味子五味俱全，五脏皆补，尤其护肝

中医中药非常讲究性味归经，每一味药都有特定的性味，所以可以归经，根据归经来指导治疗疾病，而性味归经一般指的就是五味归经，酸味入肝胆，甘味入脾胃，咸味入肾和膀胱，辛味入肺和大肠。

所以，如果有一味药五味俱全，药效如何呢？其实也没什么不好理解的，五味俱全就是五脏都入，所以这种药物就可以入五脏补五脏，对人的益处很多。这种药就是五味子，五味子分南北，平时用五味子最多的就是北五味，所以一般说五味子都是北五味。

五味子"皮肉甘酸，核中辛苦，都有咸味"，所以既可以补肺，也可以补肝，还能滋肾，也能补脾胃，是难得一见的主补五脏的好药，那么五味子最擅长的是什么呢？

 补肺气，止自汗

很多人都有自汗的情形，就是在自己没有感觉的情况下，自动出汗，或者是吃饭时出汗，或者是动不动就出大量的汗，中医将这种出汗叫作自汗，主要原因就是肺气虚，所以要用补气的药敛汗，五味子就是这么一个非常好的药，如果平时经常自汗，可以用五味子每天 3 克泡开水，自然就能止汗。

治咳嗽，滋肾水

《神农本草经》中记载"五味子，治咳逆上气，劳伤羸瘦，补不足，强阴，益男子精"。对于咳嗽病人，稍微在方中加几克五味子或者少量几颗五味子，就可以很好地镇住咳嗽。张仲景治疗咳嗽多会加五味子，这也说明五味子治疗咳嗽的效果是多么显著。

另外，对于阳痿早泄的患者，或者有梦遗精者，特别是肺气虚的，比如平时经常气短、咳嗽者，服用五味子将起到很好的作用！

关键可以护肝，治疗肝炎

临床研究表明，五味子粉对传染性肝炎有较明显的降低谷丙转氨酶的作用，且奏效较快，无明显副作用，适用类型较多。具体的服用方法是：将五味子烘干，研末，过 80 ～ 100 目筛。成人每次 3 克，日服 3 次，30 天为一疗程。亦可制成蜜丸服。当然，此为辅助药方，对肝炎病情比较复杂、严重者，具体用药须遵医嘱。

禁忌

有研究发现注射五味子有毒性，但是经很多专家实验发现，服用五味子并不会造成中毒，甚至服用量高达 15 克每千克体重都没有不适反应，对人来说只需少量服用即可，不必大量服用，所以可以忽略对身体的不利影响。

3. 益母草治痛经，武则天却用来做面膜

在乡间的田间地头有一种叫作"臭艾"的野草，民间也叫作"郁臭草"，是唇形科植物中的益母草。我小时候经常看见大人们用这个煮鸡蛋，或者与百草霜（就是柴火灶锅底的黑灰）一起，可以治疗很多妇科疾病，例如痛经，然而，它的功效远远不止这些。

收紧面部皮肤

自古最好的养生方法都会被皇宫的人知道，而益母草可以收紧面部皮肤，使人保持不老的用法也最先被武则天知道，然后才广为人知。据记载，武则天就喜欢用这个药收紧面部皮肤，宋代本草《证类本草》记载："茺蔚子（益母草子），叶至初春，亦可煮作菜食，凌冬不凋悴。唐武后九烧此灰，入紧面药。"在面膜上加上一点益母草，自然可以不用去拉皮了。

疏肝解郁，治疗乳腺结节

益母草入肝经，可以治疗眼睛不明，滋肝阴，也可以治疗因为气虚凝滞导致的痢疾，对人的肝脏非常有益。总体来说，滋肝阴。正是因为如此，益母草还有一个非常大的功效，那就是治疗肝气郁滞导致的乳房结节、硬块。

《太平圣惠方》记载：治妇人勒乳痛成痈。益母为末，水调涂乳上一宿，自瘥。生捣烂用之亦得。在乳房硬块形成的时候，或者已经溃烂之时，用益母草嫩叶枝捣烂出汁，敷在乳房处，即可治疗，疗效很快，且方便。对于现在很多患有乳腺疾病的人来说，无疑是福音。

保养子宫，止血生血

益母草之所以叫作益母草，就是因为它对胎产非常有帮助。一切与生孩子有关的疾病都可以用益母草来治疗，所以《本草纲目》记载益母草"治一切产后血病，并一切伤损"。具体方法则是"益母草不限多少，竹刀切，洗净，银器内炼成膏，瓷器内封之，并以酒服，内损亦服"。用生益母草做成膏方，随时服用，不仅有利于胎产失血过多，也可以用于贫血，或者各种因为内部损伤导致的疾病。

古时，妇女难产，就会服用益母草，不管胎儿健康或者已死，皆能有助分娩，对妇女的子宫具有很好的保护作用。

益母草对于子宫虚冷的人来说，非常有益，还可以治疗赤白带下；对于有白带或者白带带血的女性，也可以服用。《集验方》记载：治妇人带下赤白色，益母草花开时，采捣为末。只需要在三五月份，把开花的益母草采来捣成末，就可以随时服用。

🌸 治疗疮疡，预防皮肤病

益母草可以养血，就可以祛风，能够祛风就可以治疗皮肤病，也可以预防皮肤病。《简要济众方》记载：新生小儿浴法：益母草五两锉，水一斗，煎十沸，温浴而不生疮疥。《斗门方》也记载：治疖子已破，用益母捣敷疮，妙。

用益母草的汁敷在皮肤上，让皮肤吸收，或者做成内服药，都可以很好地治疗或者预防皮肤病。

在现在这种光污染严重，肝阴虚普遍的年代，益母草或许可以成为护卫妇女健康的一味神药。

☯ 4. 喝菊花茶能防高血压，让人白发变黑，延年益寿

在中国文化之中，菊花是众多文人墨客的最爱，特别是自陶渊明以来的山水诗人，多少都喜欢吟几首关于菊花的诗词。一方面说明菊花的确与众不同，另一方面则说明菊花已经深深影响着我们的生活，是生活的必需品了。《离骚》有"朝饮木兰之堕露兮，夕餐秋菊之落英"之句，虽然不能肯定古人吃菊花，但是可以看出古代就已经很了解菊花了。

《神农本草经》记载："菊花久服能轻身延年。"《西京杂记》记载："菊花舒时，并采茎叶，杂黍米酿之，至来年九月九日始熟，就饮焉，故谓之菊花酒。"把菊花酿成酒，也是一种风尚。

🌸 菊花可以止呕

首先讲一个小故事，在我还在上学的时候，回家干农活，太冲穴位置被铁锹伤了，很疼，而且出现了呕吐的现象，吃了不少止呕的药都无效，后来想起了菊花为太冲穴的故事（按揉太冲穴可平肝清热，清利头目，让人的心情平静下来，跟喝菊花茶有一样的效果，被誉为"人体自身的菊花茶"），所以就泡了一杯菊花茶，当天就止住了呕吐。

菊花在中医五脏体系中，是入肝脏的，所以中药学都讲"菊花清肝明目""除头风"。菊花对肝的作用是非常大的，只要是肝阳上亢，都可以用菊

花压一压。为什么？因为菊花是得秋天之气最全的花，正所谓"我花开尽百花杀"，那个时候基本就只有菊花还在盛开，所以菊花是五行属金，专门可以制住亢盛的肝木。

太冲穴受伤产生的呕，其实就是一种肝胃不和，所以菊花可以很好地制止它。

防治高血压

菊花之性，主要是有金秋肃杀之气，从人体来说就是收藏之气，大多数人患高血压都是因为上盛下虚，所以只要把亢奋的肝阳降下来，就可以达到防治目的。

治疗白头发

《证类本草》记载：将三月、六月、九月、十二月采到的菊花做成蜜丸，每天服用七粒，百日就可以使人身轻，服用一年就能达到让白发变黑的效果。为什么？在中医理论中，生发由肝胆来掌管，发质如何则由肾脏掌管，所以要想把头发变黑，一方面要不断地生新头发，一方面要提供足量的营养，菊花就可以做到这两个事情。

菊花可以滋肝阴，因为菊花是甘凉的，对于肝阳上亢导致肝阴衰竭的人可以长期服用，现代人的高血压其实很多就是肝阴被劫的一种疾病。

喝菊花茶还能长寿

菊花不但具备清头面之风、降人体之气的作用，还能疏通血管，对于不少有瘀血的人来说，喝点菊花茶也可以疏通经络，只不过疏通经络所用的是野菊花，比较泻人。

喝菊花茶有什么讲究

菊花分为甘菊花和苦菊花。甘菊花入脾，对人脾胃无害，而苦菊花则泻人，脾胃虚寒之人不可常服。如果要长久服用，必须选择甘菊花，而不是苦菊花。

5. 湿疹太顽固，画眉青黛来帮助

对于大多数人来说，湿疹可能是一个不能不提的皮肤病，很多人都或多或少，或轻或重地得过湿疹，很多人经历了困难重重才摆脱湿疹的困扰，面对湿疹中医有正招，有奇招，总之方法多多。

不过阁主想跟大家分享一份家传治疗湿疹的心得，大多数湿疹的原因都是湿热引起的，在治疗湿疹的过程中最常用的治疗方法就是清热滋阴。

湿疹可以分成三类：

一类是湿热阴虚证，这种病人一般都有阴虚、血虚的情况，脉象上左关脉重按涩，头面容易出油，中医辨证论治会使用著名的时方——温清饮。温清饮是出自《万病回春》，"主治妇人经行不住，或如豆汁，五色相杂，面色萎黄，脐腹刺痛，寒热往来，崩漏不止"，被后人广泛运用于治疗皮肤病及扁平疣，其证型就是湿热阴虚。

一类是肝胆湿热证，这种病人一般有肝气郁结的情况，舌质会暗一些，胸胁有不适感，有时也会出现口苦口干的情况，最明显的就是左关脉浮滑，一般会选择著名的龙胆泻肝汤，也可以服用龙胆泻肝丸。后世医家评论此方时说："胁痛口苦，耳聋耳肿，乃胆经之为病也。筋痿阴湿，热痒阴肿，白浊溲血，乃肝经之为病也。"龙胆泻肝汤治疗湿疹，效果也非常好，有的时候可以说是效如桴鼓。

这里要介绍的是第三类，也是最常见的，那就是局部的湿疹，怎么办？因为身体没有明显的脏腑失和，只是在某个局部很小的地方出现了湿疹，此时如何处理？

可以用一味药解决，外用涂搽。这味药就是青黛，没错，就是古代女子用来画眉的青黛。

青黛使用方法：第一种方法是直接把湿疹处抠破，用青黛搽，使相关药力进入人体；第二种就是"用马齿苋 4 克研烂，入青黛 1 克和涂"，这样涂在局部反复 3 ~ 5 次，就可以很快治愈。

6. 为什么晨起口苦的人越来越多，而医圣只用一味黄芩就解决

很多人早晨起来的第一件事不是睁开眼睛，而是感觉嘴巴苦，甚至有的人不仅早晨起来嘴巴苦，嘴巴苦的症状伴随一整天，这是为什么？中医怎么看？

对于大多数人来说，也许这只是一个小毛病，甚至都不会影响正常生活，殊不知，一个很大的危险即将来临。

口苦有多种情况，主要问题在肝胆

中医将口苦叫作相火上炎，而主要问题在于肝胆，因为相火藏于肝胆，所以对这个问题，中医药主要从调治相火出发。

相火上炎的原因有的是胆结石，有的是胆囊肿，有的是十二指肠溃疡，有的是胃炎，不同的情况有不同的表现。

具体来说，如果是胆囊疾病，一般会有晚上12点至翌日凌晨1点之间难以入眠的情况，口苦还容易想吐，但是吐不出来。

如果是十二指肠疾病或者胃炎，则一般还有胃胀的感觉，在这种情况下，一般还有睡眠非常浅的表现，稍微有点风吹草动就睡不着。

还有的是肝胆湿热，这种情况一般就会有湿疹、阴部瘙痒等情况，还动不动就会生气。

中医如何处理口苦

如果是单纯的口苦，稍微有点问题，那么可以非常简单地处理就好了，中医里面有一个药"黄芩"，就是专门泻肝胆相火的，可以泡茶喝，三两天就好了。

如果出现了晚上12点至翌日凌晨1点之间睡不着，胸胁有点满的感觉，则可以用中医经方小柴胡颗粒，这种问题也可以很快解决。

如果是胆囊炎、胆结石，出现了全身气机有问题，就必须考虑复杂的方剂了。

如果是十二指肠炎、胃炎，则可以考虑中医的半夏泻心汤，这个方是专门为胃炎设计的，疗效非常好。

如果是肝胆湿热，就可以服用龙胆泻肝丸，这个方专门针对肝胆湿热，疗效显著。

"医圣"张仲景如何处理口苦

对于大多数口苦的人来说，简单处理就以黄芩为主，《伤寒论》中凡是出现了口苦的情况，基本都是加黄芩，临床证明疗效非凡！

《本草纲目》记载"心烦喜呕，默默不欲食，又兼脾、胃中焦之证，故用黄芩以治手、足少阳相火，黄芩亦少阳药也"，"心烦喜呕"就有口苦的成分，所谓的手、足少阳就是指三焦、胆，口苦的出现，主要就是胆腑出现了问题，而黄芩可以清三焦之热。

为什么越来越多口苦的人

在子午流注之中，胆经旺于子时，现代人子时不睡觉，慢慢就伤害了胆经的正常气血运行，所以越来越多的人出现口苦。

口苦有什么危害

在中医理论中，胆为中正之官，中正之官就是判断好坏的东西，可以辅助肝做出谋略决断，所以很多胆不好的人都有决断问题，遇见事情总是犹豫不决，甚至男性越来越女性化。

因此，要想保持良好的思维能力，必须正常睡觉，否则工作也会受到影响。

7. 预防近视有妙招，羊肝就是黄金食品

先跟大家讲自己的一个经历，笔者从小就喜欢观察，观察大家的喜好，因为这样可以更好地了解一个人，从细节了解，这样平时做起事来就会简单一些。

我大学的时候有一个非常好的铁哥们，经常一起吃饭，他每次看见有羊

肝、猪肝、牛肝，都会点。但是我却不太喜欢吃。其实，我小时候也非常喜欢吃肝类的食品，但是读了高中之后，每个月都会吃一两次鸡肝炖天麻汤，所以后来就变成不喜欢吃了。

我跟我哥们之间的差别就是一个喜欢肝类食品，一个不喜欢肝类食品，同时他有很深的近视，而我一直没有近视。后来学了中医理论，我才知道，原来我们喜欢不喜欢某样东西都是出自身体的喜好，而身体的喜好又是以五脏虚实作为生理基础的。

什么样的人喜欢吃肝

中医有一个理论，叫作"以形补形"，比如吃猪腰子，大家都知道可以补肾，而吃猪肝能补啥呢？很显然，吃猪肝可以补肝，所以一般人喜欢吃猪肝、羊肝都是肝气虚的表现。

后来我在生活中不断观察，发现肝虚的人都喜欢吃肝脏类食物，而肝气实的人则偏向于不喜欢吃。

肝气虚者除了喜欢吃肝类食品，还有什么表现

《黄帝内经》说"肝病者……虚则慌慌无所见，耳无所闻，善恐，如人将捕之"，如果出现了肝气虚，就会"慌慌无所见"，什么是"慌慌无所见"，大家体会一下，是不是近视眼没戴眼镜的感觉。

近视的根本原因就是肝血虚，而肝血虚就意味着没有了足够的物质基础，肝气虚也随即而来。

羊肝有什么妙处

徐之才《十剂》说：补可去弱，人参、羊肉之属是也。羊肉对人的补益作用可以和人参媲美，所以古人认为"凡味同羊肉者，皆补血虚，阳生则阴长也"，羊肉对于人体来说具有非常好的补血作用。

羊肝则对人的肝脏更具有难以比拟的补益作用，《本草纲目》记载"羊肝，苦寒色青，补肝而明目"，古代有一个专门治疗眼睛的药方，叫作羊肝丸，治目疾加黄连，是非常有名的。

对于近视的人或者肝虚的人来说，平时多吃点羊肝，就可以很好地预防近视，何乐而不为呢？

8. 脾气暴躁，肝火旺盛，吃点铁落补血又降压

大家都知道，在中医的理论框架下，血压高很多情况下都是因为肝阳上亢，如果再加脾气暴躁，那么这种高血压百分之百是肝气亢盛引起的了，针对这种情况，中医有一个非常好的药。这种药叫作铁落。

打铁而落，《内经》所载

铁落是在打铁的过程中，因为氧化而落下来的铁粉，其实就是铁的氧化物，《黄帝内经》中记载就用这种东西来治疗发狂。

《素问·病能论》记载："帝曰：有病怒狂者，此病安生？岐伯曰：生于阳也……阳气者，因暴折而难决，故善怒也，病名曰阳厥。帝曰：何以知之？岐伯曰：阳明者常动，巨阳、少阳不动，不动而动大疾，此其候也……夺其食即已。夫食入于阴，长气于阳，故夺其食即已。使之服以生铁落为饮，**夫生铁落者，下气疾也**。"

铁落药性如何

《本草纲目》记载：铁落，辛，平，无毒。根据药性，其实可以推断出来，这个药具有通经活络的作用。具体来说，铁落的效果有很多。

治疗各种顽固的皮肤病

《神农本草经》记载，铁落可以治疗"风热恶疮，疡疽疮痂，疥气在皮肤中"，对于很多疑难的皮肤病都有非常好的治疗作用。

《备急千金要方》记载治疗小儿丹毒：铁屎研末，猪脂和敷之。

消食除热

现代很多小孩子贫血，家长都会买各种铁剂。《本草纲目》记载：铁落可以除胸膈中热气，食不下，止烦，也可以治疗小儿客忤，消食及冷气，并煎汁服之。

其实，铁落是铁在高温下反应生成的四氧化三铁，这种铁经过胃中的盐

酸反应后就可以生成二价的亚铁离子，而这种亚铁离子刚好是小孩子需要的。

对于人来说，缺铁会导致皮肤黏膜进行性苍白，口唇、口腔黏膜、眼睑、甲床、手掌最为明显，同时伴有精神不振，对周围环境反应差，有时烦躁不安，会有头昏、耳鸣、记忆力减退等不适。消化系统则会有食欲不振、恶心、呕吐、腹泻、腹胀或便秘等现象，严重者有异食癖（吃纸屑、煤渣等）。

治疗善怒

中医古籍记载，铁落可以"平肝去怯，治善怒发狂"，其实就是神经系统问题导致的烦躁不安，中医认为是肝火亢奋，西医则认为是缺铁或者高血压。所以，如果身边有一个善怒的人，就在他喝的茶里加点铁落吧。中医认为铁落"不留滞于脏腑，借铁虎之气以制肝木，使不能克脾土，土不受邪，则水自消矣。铁精、铁粉、铁华粉、针砂、铁浆入药，皆同此意"。

治疗狐臭

医家苏恭记载用铁落"又裹以熨腋下，疗狐臭，有验"。

第六章

防癌适用本草

1. 多吃荠菜，可以预防癌症

在严寒的北方，有一种非常"健旺"的蔬菜，那就是荠菜。荠菜属于耐寒性作物，喜寒冷的气候，在严冬也能忍受零下的低温。正是因为这种特性，促成了荠菜拥有甘温之性，是一个北方不可或缺的食材。

《名医别录》记载："荠，味甘，温，无毒。主利肝气，和中。其实，主明目，目痛。"荠菜味甘则可以入脾，大有利于脾胃，温则能补，对于肝血虚、肝气郁结的人有非常好的治疗效果。具体而言，主要有以下几大功效。

预防癌症

现代医学研究表明，荠菜有丰富的维生素 C，可防止硝酸盐和亚硝酸盐在消化道中转变成致癌物质亚硝胺，可预防胃癌和食管癌。中医认为，癌肿都是因为经脉不通导致气血瘀滞，然后形成局部的癌肿，而影响癌肿形成的主要因素之一便是寒气，因为寒主收引，凝滞，导致气血瘀滞。荠菜甘温，可以促进气血运行，补养肝脾，对癌症的形成有一定防止作用。

降三高

对于很多现代人来说，三高是一个难以逃脱的宿命，有的来得早，有的来得晚，有的高得多，有的高得少，但很多人不知道在现实生活中有很多食物其实是三高的杀手。荠菜就是这么一种可以活血化瘀、利脾胃、疏肝气的药。

现代研究表明，荠菜含有乙酰胆碱、谷甾醇和季铵化合物，不仅可以降低血液及肝里胆固醇和甘油三酯的含量，而且还有降血压的作用。

治疗血瘀、水肿

现代很多人都或多或少有瘀血。如果可以通过日常饮食将瘀血祛除，将可以使人们的生活质量更高，支出更少的医疗费用。荠菜就有这种祛除瘀血的作用；同时，荠菜具有温通效果，对于很多因为阳虚而导致的水肿，也具有很好的治疗作用。

但是要注意，荠菜，作为一种菜，针对一些轻微的疾病尚可，如果是比较严重的疾病，建议大家谨遵医嘱，切莫耽误了治疗良机。

2. 海藻可以防癌，治疗三高、甲状腺疾病等，用途广泛

在中医的概念中，一般可以成为主食的东西都是对人体非常有益的。所谓的"上品养命""中品养性""下品治病"，药分三种，有的有毒，有的没毒，有的有一定毒性或者说偏性。

有毒的药都是用来治病的，一般不会平时服用；无毒的，有一定偏性的药物或食物都是可以用来调养身体的，但是不能长期大量服用，除非身体有不适；既无毒，又无偏性的食物就是我们的主食了，正常情况下都可以随意吃，吃多少，吃多久都没关系，比如大米、小麦，等等。

《黄帝内经》认为："五谷为养，五果为助，五畜为益，五蔬为充。"五谷是用来养性命的，可以经常大量食用；五果则是辅助性的食物；如果还不够，体虚就需要用肉类补一补身体；蔬菜则是用于适当补充。海藻是什么？海藻其实就是五蔬之中的蔬菜。

现代研究表明，海藻含有大量的维生素 B_2，所以具有很好的防治癌症的作用，但是除此之外还有很多功效。

治疗肥胖

据报道，有人曾用海藻、藻糖衍生物、银耳多糖等制成复合冲剂口服，治上百例单纯性肥胖患者，疗效很好。

治疗三高

从海藻中提取的藻酸双酯钠现广泛用于治疗脑血栓、急性脑梗死、高脂血症，还可以治糖尿病、冠心病及慢性肺源性心脏病。

治疗血瘀

海藻可以用于治疗肾病综合征、血栓性静脉炎、视网膜静脉阻塞等。

治疗甲状腺疾病

早在汉代的《神农本草经》就记载：海藻可"主瘿瘤气，颈下核，破散结气，痈肿癥瘕坚气，腹中上下鸣，下十二水肿"。所谓的瘿瘤气就是现代的甲状腺疾病，所以现代很多出现甲状腺结节的人，都可以吃一些海藻，可以缓解甚至治愈。

《外科正宗》就用这个来治疗瘿瘤、瘰疬、睾丸肿痛：本品咸能软坚，消痰散结，治瘿瘤，常配昆布、贝母等药用，如海藻玉壶汤；《疡医大全》中用内消瘰疬丸治瘰疬，海藻常与夏枯草、玄参、连翘等配用。《济生方》用海藻治疗睾丸肿胀疼痛，如橘核丸中，以海藻配橘核、昆布、川楝子等。

海藻的作用，主要就是"**咸能软坚**"，凡是出现了结节、肿瘤等都可以用咸味的药加以治疗。

除湿利尿

海藻也是现代人常宜服用的药，因为本品有利水消肿之功，但单用力薄，所以可以长久服用。如果要在短期内见效，多与茯苓、猪苓、泽泻等利湿药同用。

第七章

本草杂谈

☯ 1. 女人宫寒，一块糖姜就解决

一说起寒气，大多数人都不寒而栗。因为在中医的概念中，寒气代表的就是痛，寒气在表则头痛，寒气在胃则胃痛，寒气在腹部则腹痛，对于大多数女性来说，宫寒是她们最恼火的事。

很多人听说自己宫寒，就会想尽各种办法去祛寒，比如艾灸，比如吃中药，但是这些并不是简单的事，往往需要专业的中医指导，这样的话就容易让很多人坚持不下来。而这个寒气重，人体火不足，就是绝大多数月经不调的根本原因。

月经不调是什么原因

大多数的月经不调有两个原因：一是宫寒，二是肝脾不和。肝脾不和在中医看来就是土木之间的关系。木太甚，可以克土，于是就会有诸多妇科疾病，在治疗上我们一般习惯用逍遥散，因为这个既可以补脾胃，又可以泻肝胆之气。

然而，明白中医五行要义的人应该知道，木土之间还有一个火，如果没有火，木是克土的，如果中间有火，木就会生火，火就会生土，这样就解决了土木之间的矛盾。

也就是说，在治疗肝脾不和的月经不调时，最好的方法不是泻肝补脾，而是补火生土。

为什么女人尽量不要泻肝

用柴胡泻肝，最容易导致肝阴虚，肝阴虚可导致妇人胸小，女性容易近视，这两个现象虽然不是病，但是严重影响着女人的形象和日常生活。

妇科祛寒用糖姜

补火说白了就是扶阳，用扶阳的方式治疗妇科的宫寒，或者说是肝脾不调。在众多扶阳的药之中，有一味明星选手，那就是生姜。

在我们古中医的习惯中，妇女最好的保养方式就是吃糖姜，记得小时候经常看见大人们熬糖姜，然后变成一块一块的糖果，时不时吃上一两块。长期吃糖姜的妇女基本上就很难得妇科病。

现代妇科病那么多，那么普遍，其实就是因为大家把我们古代优良的食疗方式丢弃了，把我们的食疗食养文化丢弃了。

如果想不被宫寒所困扰，最好的方法不是用艾灸，也不是吃药，而是像小孩子一样吃糖姜！

 ## 2. 世人只知云南白药，不知其中别有奥妙

云南白药是中国医药的瑰宝，其实历史相当短。云南白药 1902 年由曲焕章创制，原名"曲焕章百宝丹"，至今不过一百多年的历史，但是由于大家大力推广，以及国家的经营，已经家喻户晓，然而商业炒作下，简单的中药卖到几百块，一个牙膏卖上百，广大人民在为其买单，实在有违当年缪兰英将这个秘方献给国家的初衷。

云南白药主要用于跌打损伤，瘀血肿痛，吐血，咳血，便血，痔血，崩漏下血，支气管及肺结核咳血，溃疡病出血，疮疡肿毒及软组织挫伤，闭合性骨折，以及皮肤感染性疾病。

虽说是秘方，其实也可以猜出一个八九不离十，因为在他们之前还有两个已经有上千年历史的白药，作用几乎是一样的。

早在唐代，云南有两种白药就已经是贡品了，一个叫作甘家白药，一个叫作陈家白药。李时珍说"刘恂《岭表录》异云：陈家白药善解毒，诸药皆不及之，救人甚多。封州、康州有种之者，广府每岁充土贡。"其实陈家白药在唐代就已经是贡品，专供皇家使用，这种药在壮族地区应该就是最好的药了。

另外，还有一种白药叫作甘家白药，疗效与陈家白药类似，他们的功效与云南白药也一样。如《证类本草》记载陈家白药："味苦，寒，无毒。主解诸药毒。水研服之，入腹与毒相攻必吐，疑毒未止，更服。亦去心胸烦热，天行温瘴。"

甘家白药则是："味苦，大寒，小有毒。主解诸药毒，与陈家白药功用相似。人吐毒物，疑不稳。水研服之。即当吐之，未尽又服。"

白药又叫作白药子，《药性论》曰其："治喉中寒热，噎痹不通，胸中隘塞，咽中常痛，肿胀。"广州部队《常用中草药手册》记载此药："祛风，利水，清热，化痰。治风湿疼痛，腰肌劳损，肾炎水肿，胃痛，肺结核，无名肿毒，毒蛇咬伤。"

现代研究表明："白药子为防己科千金藤属植物，以块根入药。清热解毒，凉血止血，散瘀消肿。用于急性肝炎，细菌性痢疾，急性阑尾炎，胃痛，内出血，跌打损伤，毒蛇咬伤；外用治流行性腮腺炎，淋巴结炎，神经性皮炎。"

诚然，在曲老先生的改造下，云南白药灵妙无比，但是对于绝大多数的人来说，用其他两种白药就行，疗效也未必不好，可以大大减轻经济负担！

☯ 3. 腊月飞雪有大用，清热解毒驱蚊虫

中医视万物为本草，很多东西除了可以吃，还可以治疗很多疾病，同样一种药经过不同的处理又可以有不同的用处。

例如，中医将水分成五六十种，每一种水都有不同的作用，可以用来治疗不同的疾病。比如雪水，寒冬腊月从地里收集的雪，融化成水之后，就变成了疗效非常的雪水。记得小时候母亲冬天收集一坛子雪水，留到第二年腌菜用，腌出来的菜比普通的水要纯，吃起来口感好，后来才知道《本草纲目》记载雪水"淹藏一切果食，不蛀蠹"。其实雪水的用处远远不止这些，还有好些非常神奇的功效。

雪水的药性是冷的，所以《本草纲目》云：气味甘，冷，无毒。雪水主要有以下几种功效：

洗除瘴疠虫蝗

古人认为："凡花五出，雪花六出，阴之成数也。冬至后第三戌为腊。腊前三雪，大宜菜麦，又杀虫蝗。"所以有"瑞雪兆丰年"的民谚，其实是大雪将寄生虫的幼崽都冻死了，第二年发生虫灾的概率大大下降。

五谷丰收，蚊虫自去

如果将腊雪密封阴处，数十年亦不坏；用水浸五谷种，则耐旱不生虫，

可以增强作物的抗虫抗旱能力。

"洒几席间，则蝇自去"。蚊子和苍蝇都是喜欢湿热的地方，所以当这种冰冷的药物洒在地上或者屋子里时，就会将湿热之气赶跑，蚊子之类的昆虫自然就会离开了。

治疗热性病

因为雪水是性冷的，所以可以治疗热性病。《本草纲目》说："解一切毒，治天行时气温疫，小儿热痫狂啼，大人丹石发动，酒后暴热，黄疸，仍小温服之。"对于热性的疾病，或者湿热病，比如暴热、黄疸等疾病都可以治疗。

如果"煎茶煮粥"，则"解热止渴"。对于喜欢喝茶，又有内热的病人可以以雪水泡茶。

治疗红眼病

红眼病其实也是因为有湿热造成的，所以中医用这个洗目，可退赤。

注意事项

陈藏器曰："春雪有虫，水亦易败，所以不收。"这种药只能是腊月收集，其实春天收集的雪水就没有其冰寒之气了，因为春天乃万物发生之时，雪水秉天地之气，冰冷之性被改变了！

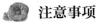 4. 糖尿病 12 年，喝牛尿治好了，印度朋友告诉你中医有多伟大

网上有一个很火的帖子，一个印度人得了糖尿病 12 年，通过喝牛尿痊愈了。据报道称：在牛棚里，印度人辛哈从牛屁股那儿接来杯热气腾腾的新鲜牛尿，仰起脖子一饮而尽。辛哈说他以前患有糖尿病 12 年，自从开始饮牛尿后，疾病就离他远去了。

其实这种变废为宝的传统在中国一直存在。早在唐代，大文豪韩愈就知道这个道理，甚至写成了一篇脍炙人口的文章。韩愈在《进学解》中说："玉札、丹砂，赤箭、青芝，牛溲、马勃，败鼓之皮，俱收并蓄，待用无遗者，

医师之良也。"看到没，一个好的医生（印度人）能够化腐朽为神奇，治疗各种疾病。环顾现代，还有很多人在围攻中医是否科学，甚至愚不可及到要废止中医的地步，不觉让人"怒其不争"。下面就从中医的角度，扒一扒牛尿到底有什么作用！

治疗水肿

《本草纲目》记载，牛尿最好的作用就是"主水肿，腹胀脚满，利小便"。对于由于膀胱气化不利导致的小便不通，水液潴留，牛尿有非常好的治疗效果，同时也具备很好的通经活络功效。

治疗痛风、糖尿病

另外有记载，"牛尿，主消渴，黄疸，水肿，脚气病，小便不通也"。《证类本草》记载："风毒脚气，若经已满，捻之没指。但勤饮乌牛溺，取牛耳中垢封之，愈。"又方："治鼠肿核痛，若已有疮口脓血出者，以热屎敷之。"

不管是牛尿还是牛屎，都是非常好的中药，能够祛湿，治疗痛风，也可以治疗消渴病。另外，我们的祖先经过若干年的实践，还总结出了规律，很有讲究，"凡以乳及溺、屎去病者，黑牛强于黄牛"。

为什么牛屎、牛尿是如此好的中药

大家都知道，《黄帝内经》里面只有十三个方，其中有一个方就是鸡矢（即鸡屎）为主药的，古代医生用中药也是绝了。

对牛有了解的都知道，牛是吃草的，不吃荤，也不吃水边草，是很有讲究的，而且当牛生病之后会自己去找合适的药草吃，能自己痊愈。中国古人甚至将牛与龟奉为神灵，比如堪舆中有所谓的牛眠地，而中国的周易卜卦所用的原始材料中就有牛的肩胛骨和龟甲两种，这无疑说明牛是具有灵性的。

在牛的饮食中，百草皆备，其实牛屎、牛尿就类似于百草散、百草汤，只不过这种百草散、百草汤经过了发酵（牛胃中有不少菌类，能够与牛共生），成为了"百草红散""百草红汤"，对人体来说是经过"炮制"的好药，又有什么不能吃的呢？

随着科学的进步，人类不断被知识所障碍，形成了知识障，觉得某种东西无法解释，那就是迷信的，不科学的，然而我们至今还没有发达到能解释

学中医 用本草

所有的事情，有时从经验中，也可以得到启示。

当我们用怀疑的眼光看待古人留下的智慧时，外国人已经在纯熟地运用我们的知识产权了，不知道国人何时才能醒悟过来，何时才能真正被启蒙，真正看到文明的价值，而不是被文明所束缚！

 ## 5. 糖尿病、准糖尿病人注意了，最好别吃薄荷，否则后悔莫及

要说糖尿病的种种原因，最重要的是饮食，遗传因素、环境因素反而没有饮食的影响大，所以糖尿病又叫作富贵病，一般的穷人得不起糖尿病，而只有吃喝不愁，大鱼大肉不缺的人才容易患糖尿病。

 ### 古代为什么很少人患糖尿病

中国古代，物质相对匮乏，所以春秋时期吃一次精食都是奢侈的行为，如孔子的大弟子颜回，只能吃一些"蔬食"，可见当时的生活水平是多么的低下。而对于吃肉，简直就是奢望，所以孟子的书中就说"七十者衣帛食肉"，正常人没有到七十岁，都很难做到每日都有肉，只能在逢年过节的时候解解馋。

然而，现代人每餐都是大鱼大肉，而这些大鱼大肉最大的害处就是使人"热中"。

大鱼大肉如何导致糖尿病

大鱼大肉含量最多的就是脂肪类的高热量物质，这些物质对于人来讲其实就是高能源，所以进入人体之后，很难转化，中医则认为"肥肉"就是湿气，是一种非常厚重的湿邪，使得人体的脾脏运化功能出现问题，久而久之，脾胃气虚，就运化不了了。

所以说，"出来混，迟早要还的"。

元气伤，脾胃虚，所以导致糖尿病

正是因为这些大鱼大肉，过度食用都会阻碍气机运化，伤人元气，损人

脾胃，所以糖尿病其实是吃出来的。

同理，做一些耗散人体元气的事情，也是可能导致糖尿病的原因。比如，房事太多，导致肾气虚，也是糖尿病的一个原因。

服用一些耗散气血的药，也会导致糖尿病。比如《本草纲目》记载："薄荷，瘦弱人多服，动消渴病。阴虚发热，咳嗽自汗者勿施。"薄荷是一种辛凉的中药，发散能力非常强，所以在餐桌上碰见了凉菜薄荷，糖尿病人最好别食用！

6. 蕨菜真的致癌吗？还能吃吗？怎样吃才健康？

曾经有媒体曝出蕨菜可以致癌，呼吁大家少吃蕨菜。消息一出，便有不少中医网友也开始写文章表示，中医认为"蕨类不能吃"，然而，媒体往往是一种时效性的传播工具，什么抓人眼球就写什么，而不是将所有的内容和盘托出。

蕨菜确实不能多吃

《本草纲目》确实有记载，说蕨菜"久食，令人目暗、鼻塞、发落"，"又冷气人食之，多腹胀。小儿食之，脚弱不能行"。孙思邈也说：蕨菜"久食成瘕"，其实瘕就是肿块，意思已经有点接近所谓的癌症了。之所以不能长吃蕨类，主要原因就是这种食物是泻人的。陈藏器说："多食消阳气，故令人睡，弱人脚。四皓（古代的贤人）食芝而寿，夷齐（古代的贤人）食蕨而夭，固非良物。"

对于很多现代人来说，阳气虚是普遍情形，所以吃蕨类这种消耗阳气的食物，自然会加重病情。

如何食用才健康

蕨类植物的主要功效是"去暴热，利水道，令人睡"。对于很多身体经常有炎症的人来说，特别是经常上火，火气重的人，或者是中焦有湿热的人（比如胃炎患者），是非常好的食物。

所以《太平圣惠方》就用蕨菜来治疗肠风热毒，"蕨菜花焙，为末。每服二钱，米饮下"。所谓的肠风就是肠胃炎，也就是湿热引起的，而这些人一般都会出现晚上失眠的情况。

蕨菜可以通经活络，饥荒之时还能代谷充饥

唐代医家孟诜就说：蕨菜能补五脏不足，气壅经络筋骨间，疗脚气。对于经脉不通的人来说，就是一个比较好的食物。

李时珍也曾经为蕨菜"平过反"，他说："蕨之无益，为其性冷而滑，能利水道，泄阳气，降而不升，耗人真元也。四皓采芝而心逸，夷齐采蕨而心忧，其寿其夭，于蕨何与焉？陈公之言，可谓迂哉。然饥人濒死，赖蕨延活，又不无济世之功。"

可见，蕨菜并不是一无是处，至少可以治疗肠胃炎及其引起的失眠，还可以作为一种比较廉价的食物。

第八章

《脾胃论》说了什么

☯ 1. 脾胃为本

在中医的发展历史之中，很多人都有一套非常实用又颇具特色的学术思想，而在这些学术思想之中，能够独具一格影响深远的却不多。在这些为数不多的医家中，李东垣是一座跨不过去的高山。只要学习中医，可以不学习火神的理论，可以不学习徐大椿的理论，但是李东垣必定不会被遗忘。

在李东垣的学术体系中，最为有代表的就是《脾胃论》。这本书具体而微地介绍了脾胃的重要性，以及如何运用气机出入升降来调节人体的身体状态。

🌺 五脏皆得胃气，乃能通利

李东垣引用《阴阳应象大论》说："谷气通于脾。六经为川，肠胃为海，九窍为水注之气。九窍者，五脏主之。"《通评虚实论》也说："头痛耳鸣，九窍不利，肠胃之所生也。**胃气一虚，耳目口鼻，俱为之病。**"

九窍之病可以通过脾胃来调节，所以很多眼睛痛，耳不聪目不明的疾病都需要调节脾胃。在李东垣的众多名方中，益气聪明汤是非常有代表性的。益气聪明汤治脾胃气虚，致患内障，目糊，视物昏花，神水变淡绿色，次成歧视（复视），久则失明，神水变成纯白色；亦治耳聋，耳鸣。现多用于老年性白内障、色弱、色盲、听力减退等属于气虚清阳不升者。

🐉 【益气聪明汤】

黄芪　甘草　　人参各15克　　升麻　葛根各9克

蔓荆子4.5克　芍药3克　　　黄柏3克（酒制，锉，炒黄）

此方在临床上疗效非常好，很多糖尿病患者也可以使用此方。使用此方之后人变得有精神，出现的眼睛、耳朵的毛病也会很快减轻，血糖也能得到很好的控制。

🌺 谨道如法，才能长有天命

在《黄帝内经》的《经脉别论》中记载："食气入胃，散精于肝，淫气于筋。食气入于胃，浊气归心，淫精于脉。脉气流经，经气归于肺，肺朝百脉，输精于皮毛。毛脉合精，行气于腑，腑精神明，留于四脏。气归于权衡，权衡以平，气口成寸，以决死生。"

"饮入于胃，游溢精气，上输于脾。脾气散精，上归于肺，通调水道，下输膀胱。水精四布，五经并行，合于四时五脏阴阳，揆度以为常也。"

可见，不管是饮还是食，进入人体之后，第一个关口就是脾胃，如果脾胃不好，再好的药吃下去都不可能有好的治疗效果。所以在治疗各种疾病时，第一步是看有没有外感，如果没有外感就要考虑是否治疗脾胃，必须确保脾胃功能基本正常之后才开始治疗其他疾病。

很多人吃了药，感觉药效不行，有人怀疑是药材质量不好，其实很多是因为我们在治疗时先后次序不对，如果脾胃功能没恢复，不管是水谷精微还是丸散膏丹汤都没有用。

所以说**"阴之所和，本在五味；阴之五官，伤在五味。至于五味，口嗜而欲食之，必自裁制，勿使过焉，过则伤其正也。谨和五味，骨正筋柔，气血以流，腠理以密，如是则骨气以精，谨道如法，长有天命"**。

🐚 人无胃气则死，有胃气则生

《黄帝内经·平人气象论》说："**人以水谷为本，故人绝水谷则死，脉无胃气亦死。所谓无胃气者，但得真脏脉，不得胃气也。所谓脉不得胃气者，肝不弦，肾不石也。**"

李东垣则认为："历观诸篇而参考之，则元气之充足，皆由脾胃之气无所伤，而后能滋养元气；若胃气之本弱，饮食自倍，则脾胃之气既伤，而元气亦不能充，而诸病之所由生也。"现代老人生病，只要没有出现胃口明显减小，都没有生命危险，但是一旦出现胃口减小了，人就开始变弱，很容易就没了性命。

在把脉时可以感觉到：**如果脉是缓和的，代表还有胃气，病虽重不死；如果脉是僵直的，不和缓，病微亦危。**

现代人养生保健，保持好脾胃是非常重要的，很多糖尿病就是脾胃的问题。只要治疗脾胃就可以很好地降低血糖，控制各种身体症状，即使不能痊愈病情也可以得到非常好的控制。

2. 气血之源

在中医概念中，总不离阴阳气血。阴阳是看不见的，而气血则是最常用的词语。嘴唇发白，我们一般就知道是血虚，很多人就会去补血，吃铁剂，然而这些并不能治本。中医治疗血虚必定要补气，这是普遍的规律，补气则是在补脾胃，李东垣在《脾胃论》之中就有很深刻的论述。

脾胃为水谷之海、诸气之源

《黄帝内经》说："水谷入口，其味有五，各注其海，津液各走其道。胃者，水谷之海，其输上在气街，下至三里。水谷之海有余，则腹满；水谷之海不足，则饥不受谷食。"

又说："人之所受气者，谷也；谷之所注者，胃也。"就是说，人体之气的来源是水谷，而水谷所注则是胃，所以说，胃者，水谷气血之海也。

又说："五谷入于胃也，其糟粕、津液、宗气，分为三隧。"就是说，水谷经过脾胃的处理，分为三个部分，一个是宗气，一个是卫气，一个是营气。

宗气如何形成的？"宗气积于胸中，出于喉咙，以贯心肺，而行呼吸焉"。正是因为有了宗气，人才可以呼吸大自然的空气，能够与天地之气浑然一体。

荣气如何形成的？"荣气者，泌其津液，注之于脉，化而为血，以荣四末，内注五脏六腑，以应刻数焉"。人体的精微物质，注入血脉之后，就形成了所谓的营气，营气是人体运行的基础物质。

卫气如何形成？"卫者，出其悍气之疾，而行于四末分肉、皮肤之间，而不休者也"。卫气是彪悍之气，能够护卫人体，能够阻挡外来邪气的侵犯。

不管是营气、卫气，还是宗气，都是通过水谷精微的转化，在胃部实现转化，而脾是胃的动力，所以脾胃为水谷之海、诸气之源。

中焦取汁，变化而赤，凝而为血

《脾胃论》讲："中焦之所出，亦并胃中，出上焦之后，此所受气者，泌糟粕，蒸津液，化为精微，上注于肺脉，乃化而为血，以奉生身，莫贵于此。"可见，血的生成也是由中焦脾胃决定的，正是因为如此，很多中焦疾病都有血分证。

在治疗气病时必须兼顾脾胃，以脾胃为本，所以很多治疗气病的药都会以茯苓、白术之类的药作为底方。另外，在治疗血病时必须兼顾气，必须兼顾脾胃，如四物汤补血，但是对于很多人来说是过于滋腻的，所以此时四物汤不能独用，必须和四君子汤结合起来使用。

比如，我们最常用的补血方剂——当归补血汤中，黄芪补脾胃补气，然后用一分的当归作为君药，气血之间得到了很好的协调，所以当归补血汤效果快，作用大。对于突然失血的患者能够起到力挽狂澜的作用，对于血虚发热能够起到一剂知、二剂已的效果，对于很多气血虚的人来说，也是很好的食疗食养方剂。

如果当归没有黄芪，效果就未必那么好了，因为没有黄芪兼顾脾胃，补血之药运化不开，就很难补血；如果黄芪没有当归，那也容易上火，加点当归，黄芪就乖乖地补气，也不会上火。所以，黄芪、当归放在一起，是补气补血的黄金搭档！

 ## 3. 为什么吃得少还肥

日常生活中，经常有人吃得少，却肥胖；有的人吃得多，却长得瘦，这是为什么？

在人体的所有脏腑中，脾胃是不同的脏腑，各有各的作用。脾是脏，所谓"满而不能实"，只能储藏无形之气；胃是腑，"实而不能满"，所以能够藏的是实质性的食物。它们的不同功能却决定着人体的形状如何。

譬如有的人能吃，这是胃气强。如果脾功能不好，就不能把吃进去的营养转化为身体的精微物质，这个时候就是"善食而瘦者，胃伏火邪于气分，则能食，脾虚则肌肉削，即食亦也"。如果脾的功能能够跟上胃的功能，就会能吃而肥，非常健康。

对于大多数人来说，能吃而肥的不多，很多人的问题是不能吃而肥，"或少食而肥，虽肥而四肢不举，盖脾实而邪气盛也"。这种情况就是脾脏有邪气，需要祛除邪气方能正常长肉了。如果是脾胃俱虚，则平时吃得少而瘦。

🌀 吃得少还肥，如何调理

吃得少而肥，按照李东垣的观念就是脾有邪气，胃气弱，只需要把脾脏之邪祛除，就可以在控制食量的情况下保持良好身材了。

李东垣认为，脾病则出现大便溏泄，四肢不用，所谓"形体劳役则脾病，脾病则怠惰嗜卧，四肢不收，大便泄泻。脾既病，则其胃不能独行津液，故亦从而病焉"。

且"夫胃病其脉缓，脾病其脉迟，且其人当脐有动气，按之牢若痛"。所以吃得少还长胖的根本原因就是湿气重，如果把湿气排出体外就不会吃得少还长胖了。

🌀 湿气重，李东垣如何处理

"如脉缓，病怠惰嗜卧，四肢不收，或大便泄泻，此湿胜，从平胃散"。平胃散由苍术、陈皮、厚朴、甘草四味药组成，在这个方中有补有泻，对于湿气重而脾土受困的人非常适合。

同理，这个方也可以治疗吃得少还长肥的疾病，具体的分量可以是：苍术9克，厚朴（姜制）6克，陈皮（去白）9克，甘草（炙）3克。

温馨提示：如不能确定自己是否合适服用此方，请找专业中医大夫把脉确诊，减肥有风险，吃药要小心。

☯ 4. 升阳可散阴中之火

《脾胃论》，顾名思义，就是专门论述脾胃对人体的重要性，如何通过治疗脾胃达到治疗其他疾病的效果。《脾胃论》秉承《黄帝内经》"火郁发之"的学术思想，提出了一个"升阳散火"的思路。

但是，李东垣的所谓升阳散火是基于补脾胃，在补脾胃的基础上升阳散火，因为在五行之中脾胃属土，五行之间存在一个太少相生的原理，"火不及，则土太过"，"火太过，则土不及"，所以土不及，必然有前面的火太过。

现代人治疗上火，火太过则直接泻火，大上苦寒之药，比如黄连、黄柏之类；李东垣则恰恰相反，不从火考虑，而是从脾胃考量。

升阳可散火

李东垣说："今饮食损胃，劳倦伤脾，脾胃虚则火邪乘之，而生大热，当先于心分补脾之源，盖土生于火，兼于脾胃中泻火之亢甚，是先治其标，后治其本也。"

古人是劳倦伤脾，我们现在则是思虑伤脾；古人是饮食伤胃，我们现在则是各种垃圾饮食，不时饮食伤胃，病因或者不同，但是结果都一样，脾胃受伤。脾胃一受伤，则会有火邪亢盛。

所以对上火，可以直接治疗脾胃，从补脾胃中达到升阳散火的效果。

怎样升阳散火

要泻火，第一步就是泻阴火。因为人上火大多都有上热下寒的现象，而出现上热下寒的根本原因则是"湿热相合，阳气日以虚，阳气虚则不能上升，而脾胃之气下流，并于肾肝，是有秋冬而无春夏。春主升，夏主浮，在人则肝心应之。弱则阴气盛，故阳气不得经营"。

很多时候，上火了不能简单地清热，因为此时很可能是阳气虚的表现，据此李东垣提出"泻阴中之火"的治疗思路。所以他说：

"经云：阳本根于阴，惟泻阴中之火，味薄风药，升发以伸阳气，则阴气不病，阳气生矣。传云：履端于始，序则不愆，正谓此也。"所以李东垣设立了泻阴火升阳汤。

【泻阴火升阳汤】

柴胡 15 克　甘草（炙）黄芪　　苍术（泔浸）羌活各 10 克

升麻 8 克　人参 7 克　黄芩 7 克　黄连 5 克　　石膏（1～2 克）

这个方对于大多数上火的人来说，都可以吃，总体寒热比较均衡，补泻皆有，不会有太大的偏性，对脾胃也有益处，对于明显有寒气的人，可以考虑加点桂枝、肉桂之类的。

附加减法：

"假令不能食而肌肉削，乃本病也。其右关脉缓而弱，本脉也"。（只是脾胃病，则可以用原方。）

"而本部本证脉中兼见弦脉，或见四肢满闭，淋溲便难，转筋一二证，此肝之脾胃病也。当于本经药中，加风药以泻之"。（如果出现了大便难、转筋等情况，则是肝与脾胃皆病，需要加一些祛风药，如防风、羌活之类的。）

"本部本证脉中兼见洪大，或见肌热，烦热，面赤而不能食，肌内消一二证，此心之脾胃病也。当于本经药中，加泻心火之药"。（如果出现了脸部热，又不想吃饭，就是心与脾胃皆病，应在此方中加一些清热滋阴泻火药，如黄连、麦门冬等。）

"本部本证脉中兼见浮涩，或见气短、气上，喘咳、痰盛，皮涩一二证，此肺之脾胃病也。当于本经药中，兼泻肺之体，及补气之药"。（如果有肺部疾病，如皮肤不好，咳嗽，有痰等，则可以考虑加一些化痰止咳补肺的药，如陈皮、半夏、紫菀、百部、百合、杏仁之类。）

"本部本证脉中兼见沉细，或见善恐欠之证，此肾之脾胃病也，当于本经药中，加泻肾水之浮，及泻阴火伏炽之药"。（如果出现了少阴证，则可以在原方基础上加附子、细辛之类的药。）

不过，服用此方也有禁忌，特别是有外感的病人，只要有感冒就不能服用。如果没有专业中医指导，身体无其他不适，则可以按原方吃。本方对于胃下垂、子宫下垂、气虚气短等中气下陷的疾病也有很好的治疗作用。

☯ 5. 补中益气，可治内伤发热

其实李东垣的理论体系非常简单，完全是按照汉代的五行相生的关系来推导的，只不过李东垣特别注重脾胃这个五行之土而已。

发热有两种，一种是外感发热，这种发热有一个特征，那就是会有怕冷的情况同时出现；另一种是内伤发热，就不是这种情况了，李东垣的一大功绩就是阐明了内伤发热，以及如何治疗内伤发热。

内伤发热是什么

比如现在的很多疾病，不明原因发热，这种情况就很复杂了。对于西医来说，很多不明原因的发热根本就不可能治疗，因为原因不明，则没办法下药；但是对于中医来说，这种不明原因的发热，就可以用李东垣的思路治疗，只要治疗得当，就能取得很好的效果。

人为什么会发热？很显然是因为人体的火气太旺了，而火太过必定会有土不及，所以治疗火太过的疾病就必须补脾土，也就是泻火。但是这种泻火不是用苦寒的药直接把火浇灭，而是引导其去生土，利用五行的生生化化之道，达到治疗的目的。

在内伤发热之中，因为脾胃虚弱导致的发高烧是最常见的。李东垣发挥《难经》中"劳者温之，损者温之"的思路，发挥"温能除大热"的治法，设立了一个专门针对脾胃虚弱的方子，那就是补中益气汤。

补中益气汤适合什么人服用

在立补中益气汤之前，李东垣有一个非常精辟的论述，他说"内伤脾胃，乃伤其气，外感风寒，乃伤其形；伤其外为有余，有余者泻之，伤其内为不足，不足者补之。**内伤不足之病，苟误认作外感有余之病，而反泻之，则虚其虚也。实实虚虚，如此死者，医杀之耳！**"

中医将疾病分成两类，一类是外感病，一类是内伤病，而补中益气汤就专门为内伤而立。

说白了，凡是由于气虚产生的疾病都可以用补中益气汤来治疗，我们知道所谓的气有三种，一种是卫气，一种是宗气，一种是营气，其中卫气是护卫整个身体的战士，如果经常感冒，气虚，可以服用补中益气汤；如果因为宗气出了问题，人体不能正常升提脏器，不能正常升清降浊，也可以使用补中益气汤，比如妇女的子宫下垂、痔疮等疾病都可以使用；还有一种就是营气，营气是人体的物质基础，当一个人出现了吸收不良时，也可以用补中益气汤。

什么样的人忌服补中益气汤

很多人非常亢奋，吃饭胃口也大，这种人就是气太过，不适合服用补中益气汤。另外，服用补中益气汤也能使本来胃口不好的人胃口大开，成为名副其实的大胃王。

6. 一方缓解颈椎病

如果有一个医生告诉你，可以有一个方治疗某个病，绝大多数学院派的专家会不同意，我也表示怀疑。但是如果告诉你，以某个理论辨证论治，很多人就相信了，还表示高端大气上档次。其实，这两个事情之间没有太大的差别，只是一个没有理论支撑，一个有理论支撑。

中医药有辨证论治，即所谓的一方一证，也有见症用药，所谓的随症遣药，李东垣治疗颈椎病就是靠这种思路来的。

为什么会有颈椎病

李东垣认为，之所以会有颈椎病，最重要的原因就是气郁不行，导致人体特别是颈椎出现问题。这种气郁只需要发出来，就可以治好颈椎问题。气郁如何发出来呢？李东垣的思路是风药胜湿，因为气郁的一个主要原因就是湿邪束缚了表气，只要根据不同的经脉循行判断气郁于何经，再对证施药，就能解决颈椎问题。

何谓风药胜湿

湿邪是黏着的，是难除的，只有用风不断吹才可以除去，所以中医理论认为，风药胜湿，意思是用风药就可以把湿气病治好。

常用的风药有哪几种

常用的风药有防风、羌活、独活、藁本、川芎等，只要具有发散之性，可以去除人体风邪的药都可以。

如何治疗颈椎病

虽然颈椎病可以分成不同的类型，但是李东垣立了一个方，治疗所有颈椎病都在此基础上加减变化，这个方就是羌活胜湿汤。

【羌活胜湿汤】

羌活 10 克　　独活 10 克　　甘草 5 克　　藁本 5 克
防风 5 克　　蔓荆子 3 克　　川芎 2 克

这个方可以运用于肩膀疼痛不可回顾，就是颈椎病的严重阶段，连回头都很困难的情况。也可以用于"腰似折，项似拔"，李东垣说这两种情况分别是手、足太阳经出了问题，都可以用羌活胜湿汤。

学中医　用本草

当然，还有一种手阳明大肠经出现问题导致的颈椎病，这种颈椎病又有另外的治疗方法。因为大肠经出现问题导致的颈椎病一般都有便秘情形，所以不能一概而论。

羌活胜湿汤还有什么妙用

羌活胜湿汤是一个以风药为主的方剂，效果专而强，所以很多湿气重的人都可以服用。服用之后整个人都感觉轻松多了，鼻塞、颈椎有问题、腰酸都会很快缓解，对于大多数办公室白领来说是不二之选。

因为风药具有发散之性，可以补肺，对于很多五行之中金不足的、身体黝黑的人来说，这个方可以很好地美白，正确服用一段时间后皮肤变白非常快！

可否长久备药

现代中医药有所谓的"科学中药"，就是将中药有效成分提取出来，然后按照一定分量装包，吃药时只需要将几个药按照分量一起泡水，就可以自己配方。此法方便又疗效显著，对于现代办公室白领来说，是一个不错的选择。

风药有什么禁忌

风药主要针对的是湿邪重。如果人身体干燥，皮肤粗糙，这种情况就不太合适了，如果服用要适当加点补润之药，比如人参之类的。

7. 李东垣主张吃药有什么禁忌

中医治病，首重辨析病证、脉法，然后才是选用药，最后还需照顾到禁忌，如果禁忌没有注意到，就会出现功亏一篑的情况。

中医药有什么禁忌？李东垣总结成四条，他说"凡治病服药，必知时禁、经禁、病禁、药禁"。

时禁

所谓的时禁，就是春夏秋冬治疗疾病时必须有所区别。主要的规则就是四时升降之理，汗、下、吐、利之宜。春天治病大法宜吐，夏天宜汗，秋天宜收，冬天宜藏、补，这些都是根据天地之气的升降决定的。

另外还需要坚持"用温远温，用热远热，用凉远凉，用寒远寒"的原则。在寒冷的时候不宜过度使用寒冷的药品，温热的时候不宜过度使用温热的药品，因为这也会增加人体的偏性。当然这些都是说平时的养生，当真正有大病的时候则需要"有病则从权，过则更之"。

经禁

所谓的经禁就是根据生病的经络部位，根据疾病的深浅，需要重新考虑。比如足太阳膀胱经为诸阳之首，行于背，表之表，如果为风寒所伤，比如得了感冒则宜汗；如果病邪传入内部，得了尿道炎，膀胱气化不利，则宜利小便；如果是感冒表证，却使用泻下的方法，就会出现很多变证。

如果疾病进入足阳明胃经，主要症状是腹满胀，大便难，就需要下泻之，此等情况下，禁止发汗、利小便，防重损津液。如果说是少阳病，就只能和解治疗，其他方法皆不宜，等等。

病禁

所谓的病禁，就是不能让人体的偏性加大，要注意尽量顾护阴阳平衡。"如阳气不足，阴气有余之病，则凡饮食及药，忌助阴泻阳"。比如阴虚的人再吃一些生姜、干姜等扶阳的药就容易出现阴更虚，阳更旺，不管是饮食还是服用药物都需要注意。

《黄帝内经》说：辛甘发散为阳，酸苦涌泻为阴。诸淡食及淡味之药，泻升发以助收敛也，都是滋阴的；诸苦药皆沉，泻阳气之散浮，也是滋阴的；诸姜、附、官桂辛热之药，及湿面、酒、大料物之类，助火而泻元气，都是扶阳而激发人体病气的。

生冷、硬物损阳气，这些都是阳虚者需要禁忌的。

药禁

如果是胃亡津液造成的口干，就不能用五苓散，因为五苓散是治疗膀胱气化不利造成的口渴。仲景所谓汗家不可发汗，淋家不可发汗，咽喉疼痛者不可发汗，这些都是用药的禁忌。"汗多禁利小便，小便多禁发汗。咽痛禁发汗利小便"。

比如便秘，应该以当归、桃仁、麻子仁、郁李仁、皂角仁，和血润肠，如燥药则所当禁者。

总之，不管是医生还是病人，都需要了解疾病的情况，然后根据这些情况辨别其禁忌，只有这样才能使中药发挥最大的作用。

第九章
治疗肝癌一例纪实

☯ 1. 初步判断

2018 年 6 月 27 日晚，我跟一位大学同学聊天（其实并不是同学，而是同校），得之其家中爷爷检查出来有肝病。我一开始是帮着同学联系各种专家，北京各大医院联系一通，但是深夜联系专家未必顺畅，很多专家很久才能回复。

同学已经被医院的数据吓坏了，但是并没有大声声张，刚开始还对我隐藏，试探性地问了一句，"你会看检验报告么？""嗯"，我很客气地说了声，"发过来我学习一下"，其实我也并不一定就能看懂，毕竟中西医有很大的差别。但是有一些关键指标，还是可以从数据上一眼就看出来。

发过来的数据很多，有各种化验单。我只能边看数据边说话，第一张单子是沈阳军区总医院的检验报告单，我一看，发现病人有明显的黄疸，其总胆红素、直接胆红素都比正常值高很多，好几项转氨酶超出正常值好几倍，所以看完第一张化验单我就明确告诉他们，从这个化验单可以看出，他以前得过肝炎之类的肝病，而且比较严重。

第二张报告单是血小板等数据，血小板数目过低，血小板压积也低，很显然是容易出血的，所以这种情况对于肝病来说并不是非常好。其余的血细胞数也有或多或少的不正常，但是对于病人来说，或者对于中医来说，并没有太大的价值。

另外一张检验单中指示有肝肿物，且检测出来已经一周了。其中一个最重要的指数是甲胎蛋白，高达一千多，按照现代西医的标准，肝脏有肿物，甲胎蛋白异常高，就基本可以断定是肝癌了。

事实上，在他们市级医院的检测报告中，检测结果是胆总管低位梗阻，胆囊结石，胆囊炎。但是，患者有明显的肝区疼痛，而且很多时候受不了，必须服用止痛药。

看完检验报告单，作为一个业余的西医，给出一个比较保守的判断：疑似肝癌。所以，在找专家和治疗上都是往癌症专家靠。

我先是我了北京几个著名的癌症专家，并且通好气了，随时准备从患者市里的医院转院过来治疗。但是，由于患者本身胃口不好，一坐车就呕吐等

学中医　用本草

症状，放弃了来京治疗。

因此，我只能在北京几个治疗癌症比较好的地方要了一些药物，寄送至他们家中。

2. 初试手法

其实，经过对检验单的分析，同学（不是学医的）觉得我分析得还比较靠谱，最起码比他们省的医生分析得靠谱（省医院的医生告诉他们，回去该怎么吃就怎么吃，言外之意，准备后事吧，具体地说是 20 ~ 30 天左右），他们听我分析后觉得更有希望，所以提出让我跟他一块回去。

其实，我是拒绝的。因为治这种绝症很难奏效，即使开始能够显效，过不了多久病情也会反复。再加上我有公务在身，只能为其延缓病情，所以关系再好，都是要推辞的。

2018 年 6 月 27 日，早晨在同学多次催促下，特别是据说去省级医院也困难的情况下（其实，已经联系好了省级医院的著名专家），我开始有点犹豫。

不过，犹豫不是我的性格。所以我请了假，买上票，直接一个人到从未去过的地方（这位同学和我并不是同班）。在出发之前的晚上，我其实已经在他们的要求下开了一个方，这个方是根据患者的症状：黄疸、便秘、肝区疼、舌苔薄（几乎没有）、胃口差、反胃等，以及我对肝硬化的认识处方的：

木香 6 克	天花粉 10 克	白芍 15 克	茯苓 20 克
白术 10 克	神曲 15 克	茵陈 20 克	焦栀子 10 克
炒荆芥 10 克	羌活 10 克	太子参 10 克	延胡索 6 克
茜草 10 克	青皮 10 克	白及 15 克	半枝莲 10 克
车前子 10 克			

这个方主要考虑的就是患者应该是肝硬化腹水，所以从疏肝理气、健脾除湿的角度加以调治，当时处方 3 天。

患者吃药时，我还在路上，所以也没有细问情况如何。当到达目的地后，家属反馈，药效不是很明显，但是精神稍微好一点。其实，精神变化也并不是很明显，老人（78 岁）一直在床上躺着。

3. 辨证论治

到了之后，我才正式望闻问切，首先是望，患者全身充满血丝，所以是有静脉曲张的。而且整个家族的人，除了老奶奶，都是脾气比较暴躁的，动不动就干仗，肝病是毫无疑问的了。

问诊方面，主要是问既往史、家族史，我发现他们家族中的成员既往得肝胆疾病是高概率事件，且当时的不少家族成员都有肝胆病。

其实，一见之下，我最先看的就是患者脉是否有根，是否有胃气。还好，左右尺脉都有根，有胃气。在把脉之后，我吃了一颗定心丸，并将这个事跟家属说了，在我看来，患者并没有医生所说的 20～30 天后即死的情况，家属也比较放心了。

切脉，是最重要的，也是最终改变我思维的一个参数。患者脉象上，右寸脉弱，关脉中取缓无力，尺脉中取无力；左关脉浮滑，且弯曲改道，寸沉，尺中取弱。脉总体有弦象，脉非常大。舌苔薄，质红，不欲食，精神差，胃脘部疼痛，只要喝水、吃饭、吃药都会疼。

所以，在这种情况下，我当机立断，停止以前开的药，只吃当下开的方：

柴胡 10 克	黄芩 15 克	红参 10 克	法半夏 9 克
生姜 15 克	茵陈 15 克	枳壳 10 克	红枣 15 克
焦栀子 15 克	桂枝 10 克	白芍 15 克	生地黄 20 克
补骨脂 20 克	半枝莲 15 克	乌梅 15 克	木香 10 克
茯苓 20 克	白术 10 克	炙甘草 10 克	姜黄 10 克
鳖甲 10 克	白花蛇舌草 10 克		

这个方也是吃三天。在吃了两次药之后，也就是 29 日的早上，患者开始饿了，早晨就胃口大开，吃了不少东西，如果不是我阻止，胃口都是我这个健康人的两倍那么多。与此同时，开始服用慈丹胶囊。

其实，这个方放下去，肯定会有效果的，但是我没有意料到会有如此明显的疗效。患者胃脘疼痛消失，肝区疼痛依然存在，吃药的第二天，开始下床遛弯了，还坚持自己洗衣服。

但是，患者便秘依然严重，两三天没有上厕所，一开始我怀疑他因为吃得少，所以不上厕所，但是后来他吃得多了，小便通了，但是大便还是不通。所以，这也是治病的关键所在。

开第一个方的时候，因为有很多不确定，所以在开方之前，我电话联系了家中的父亲，并商量了一下。一开始，我很想用红参，但是父亲建议改用太子参。所以，我选择了用太子参。其实，在遇见这种持续性的疾病，久病的时候，我们很多时候都不敢大补，而用一些力度小的补药。但是，根据我的经验及理论推导，凡是疾病超过十天，都可以考虑加入红参。

当然，如果是明显的实证，比如大承气汤证，就不能用红参了。

（1）为什么选择柴胡桂枝汤加减

在这个方中，其实主心骨是柴胡桂枝汤，在这个基础上加入其他药物，但是如果不小心看，很难看出这个主方。开这个主方的根据就是家族史，就是脉诊中显示的左关脉浮滑，还改道。

凡是左关脉浮滑者，用柴胡剂必效，这个肝癌也不例外。其实，现在很多人都喜欢高谈"辨证论治"。但是，**张仲景说的是"辨病脉症并治"，在病与症之间，有一个关键的因素是脉，只有把握住了脉，才能真正把握气机的变化**，只要了解了脉象，治疗疾病其实就非常简单了。

（2）为什么还要使用茵陈蒿汤

茵陈蒿汤是张仲景用来治疗黄疸疾病的有效方剂，其实茵陈蒿最主要的作用就是去除肝腹水，对腹部出现的肝腹水有非常高效的作用，患者吃药之后会出现黄赤色的小便，其实就是排除体内的湿热。

栀子，这个是大家都不陌生的药物，之所以不用生栀子，而用焦栀子，其实考虑的是此药的寒凉属性，在栀子豉汤证中，有大便溏泄的患者是不适合使用栀子的，或者说栀子本身就是伤胃气的药物。

（3）为什么选用乌梅

肝癌，或者肝硬化，其实在《伤寒论》六经辨证的框架下，就是厥阴病，因为有"不欲食"的症状，而且肝脏有肿块，其实就是恶肉，而乌梅就有治疗此病的作用。

《本草纲目》记载：乌梅"下气，除热烦满，安心，止肢体痛，偏枯不仁，死肌，去青黑痣，蚀恶肉（《本经》）。去痹，利筋脉，止下痢，好唾口干（《别录》）。水渍汁饮，治伤寒烦热（弘景）。止渴调中，去痰治疟瘴，止吐逆霍乱，除冷热痢（藏器）。治虚劳骨蒸，消酒毒，令人得睡"。

其实乌梅最好的作用，就是开胃，对于病处厥阴的条件下，用乌梅之后，开胃的效果会很好。当然，这个方中还有红参，这个是"开胃王"，结合起来，获得这么好的开胃效果，自然就是很正常的了。乌梅还是很好的治疗肠道疾病比如炎症的药，只要有阴虚的状态，乌梅就有用武之地。另外，乌梅可以"蚀恶肉"，可以说就是治疗肿瘤的上佳选择。

（4）为什么要补肾

很多时候，治疗肝病最重要的就是补肾。一直以来被大家忽略，但是又最重要的就是补肾。补肾有很多补法，用药很重要。中医讲肝肾同源，或者说乙癸同源，以前我只是知道这个理论，但是在现实临床中领悟其实并不深刻。

《医述》认为："乙癸同源说，究不得其理之所以然。肝者巽木，肾者坎水；河图二七同宫，洛书二七相连，此水木所以同根，故二火亦同根也。人知水能生木，不知木亦能生水，同气相求。以五行验之：甲木生在亥，此以阳水生阳木；癸水生在卯，此以阴木生阴水，其理固昭然矣。更以人身验之：酸者木之味也，言酸思酸，则齿龈而津液即生，木之生水，其感召有甚神速者，故水固所以生木，补木亦所以生水。六味丸补肾之剂，而用山茱萸以补肝，其理微矣！观乙癸之同源，医家其可轻言伐木、平肝乎？"

所以，治疗肝病最后收尾，一般都是从补肾收尾，所以在开始治疗的过程中，就必须介入补肾法，生地黄、补骨脂就是在一开始就必须介入的一个引子。

☯ 4. 消补兼施

吃完上方，其实疾病的矛盾已经开始发生转换，患者原来脉象上的左关脉浮滑已经不那么明显，而最明显的是左右尺脉有力，大便三天未解；胃口依然那么好，睡觉也可以，就是疼痛依然明显，稍微吃一些止痛药未能控制，但是这种痛已经减轻，患者有的时候还可以忍受。

在患者精气神皆好转的情况下，左右尺脉出现了实象，所以我就大胆地开始补泄兼施了，在前方的基础上，加上了小承气汤，再加一个杏仁。

（1）为什么要到这个时候用调胃承气汤

其实从一开始，肝癌患者就是便秘严重，而且还有热象，但是我一直不敢用小承气汤，甚至泻药也不敢用，这是什么原因？

小承气汤或者大承气汤是一个泻下力量很足的中药，在临床上一般都是实证明显才能使用，如果实证不明显，使用这个方其实是会损伤元气的。所以在治疗的过程中，一定要注意时机，时机不对，前面的努力很有可能前功尽弃。

历来的医家都认为，调胃承气汤是泄热的，但是实际上，在热象不明显的情况下，也是泄实的药物。

"三承气汤之立名，而曰大者，制大其服，欲急下其邪也；小者，制小其服，欲缓下其邪也。曰调胃者，则有调和承顺胃气之义，非若大、小专攻下也。经曰：热淫于内，治以咸寒；火淫于内，治以苦寒。君大黄之苦寒，臣芒硝之咸寒，二味并举，攻热泻火之力备矣。更佐甘草之缓，调停于大黄、芒硝之间，又少少温服之，使其力不峻，则不能速下而和也"。

之所以用调胃承气汤，主要原因就是考虑到患者元气虚弱，还有整个人的精神状态不够好。

（2）肝癌为什么会有便秘

唐容川在其《中西汇通医经精义·下卷》中指出："肝与大肠通，肝病宜疏通大肠，大肠病宜平肝经为主。肝内膈膜，下走血室，前连膀胱，后连大肠，厥阴肝脉又外绕行肛门。大肠传导，全赖肝疏泄之力。以理论，则为金木交合；以形论，则为血能润肠，肠能导滞之故。所以肝病宜疏通大肠，以行其郁结也。大肠病如痢症、肠风秘结、便毒等症，皆宜平肝和血润肠，以助其疏泄也。"

可见，在治疗大肠疾病的时候，比如便秘时，可以考虑治疗肝胆；在治疗肝胆疾病时，可以考虑治疗大肠。这是脏腑结构决定的，其实也是中医对于脏腑的功能定义决定的。肝癌患者，必定会有大肠的问题，治疗时通便是一大要务。

5. 后况待续

消补兼施之后，患者大便通畅了，其实吃了三次药就开始大便通畅。在患者吃药之前我就嘱咐过他家属，便通之后要注意腹泻，第三天果然出现了腹泻，在这种情况下，服药期间胃痛症状也开始出现。

患者吃了药之后，腹泻了，其他情况好转，但是服用药物之时会胃疼。不过吃饭、喝水之时变得不疼了，所以我认为上方有刺激性，于是在上方的基础上，改变了用药方向，并处方：

柴胡 10 克	黄芩 15 克	红参 10 克	法半夏 9 克
生姜 15 克	茵陈 15 克	枳壳 10 克	红枣 15 克
桂枝 10 克	白芍 15 克	生地黄 20 克	补骨脂 20 克
半枝莲 15 克	乌梅 15 克	木香 10 克	茯苓 20 克
白术 10 克	炙甘草 10 克	姜黄 10 克	鳖甲 10 克
白花蛇舌草 10 克			

这个方与第一个方类似，只是将栀子减了，原因就是在他家观察期间，我发现患者非常喜欢喝热开水，不怕热，所以寒凉的药物可以适当减轻一点。小暑这天，同学给我发来了视频，老爷爷开始起床遛弯，吃馄饨，舌质也变好，精气神也足。

虽然疗效得到了进一步的肯定和巩固。但是，后续是否就一切顺利，还需要进一步观察，特别是随着大暑节气的到来。

所以我只能再进一步调方，至于肝癌能够治到什么程度，能否保持住现在的效果，能够保持多久，也需要进一步跟进，但是从服用中药这几天的情况来说，疗效比较显著，能够改善患者的生活质量。

2018年7月6日，患者情况出现了明显好转，以前肝区的疼痛开始消失，晚上也没有疼，所以同学很高兴地告诉我这些情况。其实，我最担心的就是小暑前的一天，或者小暑那天出现不适，或者加重，这样就会比较难缠。

学中医　用本草

☯ 6. 苗王的药

其实在刚开始发现病情严重，医院给出肝癌诊断时，他们就从苗寨买了治疗肝癌的苗药，四五天过去了，药还没到，据说苗王所住的地方是偏远山区，所以顺丰快递都没法到达，只有先到城里，然后从城里寄送到辽宁。

在购买苗药的过程中，还有一个小故事，苗王的药在下单后四天，还没寄出来，我同学有点等不及了，想要退单，但是打电话的时候，发现药物已经寄出来了。所以，觉得苗王不老实，坚持要退药，苗王也急了，对天发誓，老早就寄出去了，但是因为离城市远，所以时间会长一点。

患者在吃柴胡桂枝汤加减的时候，因为我放了杏仁等药物，具有一定的刺激性，患者出现了吃药时疼，喝水、吃饭时不疼的情况。所以，同学觉得这个事情有点蹊跷，擅自停了药，打算服用苗王的药物。

但是，根据我的经验，**小暑节气在即，很多疾病此时都会出现转向**，所以坚持不要改变思路。在停药一天之后，患者就出现了各种症状加重的情形，所以就没有服用苗王的药物，继续服用我第一次开的柴胡桂枝汤加减。

肝癌毕竟不是普通疾病，在治疗过程中有很多不可预测的因素，只能一步一看，一看一变，成功与成仁，也许只是一个节气的时间。

 # 7. 慈丹胶囊

在患者刚开始明确被诊断为肝癌的时候，我们迫不及待地咨询了不少专家，其中一个就是郑伟达教授及熊江医生，因为他们在肿瘤方面有比较多的研究，所以我将相关资料发给他们，他们也给出了很多中肯的意见。

对于老年癌症患者，郑教授给出的意见是尽量少折腾，不建议放疗、化疗，只需要保守治疗，并进一步服用专门为原发性肝癌开发的慈丹胶囊。

慈丹胶囊主要成分：莪术、山慈菇、马钱子粉、蜂房、鸦胆子、人工牛黄、僵蚕、丹参、黄芪、当归、冰片，主要功能是化瘀解毒、消肿散结、益气养血，是原发性肝癌的辅助治疗药。

服用时，一次五粒，一日四次，一个月一个疗程。

药物寄出之后，同学家中很快就收到了。刚开始，因为患者每天都想吐，所以没有服用慈丹胶囊。当然，疼痛也没能止住。到了6月30日左右，才开始按照说明服用慈丹胶囊，一个星期的疗程之后，疼痛完全控制住了，不需要吃莱茵片或者吗啡。

其实，在患者精神好转之后，胃口大开，睡眠也不错，但是唯独有一个肝区疼痛一直解决不了，为此还向301医院的某主任请教过有什么可以止疼但是副作用小的药物。某主任也颇为热心，对此征求了科室几个大夫的建议，然后建议可以用吗啡，也可以用羟考酮等止痛药。

8. 来自孙女的调养计划

在下手之前，我确实对于治疗这种疾病没什么热情，也完全没有什么欲望去战胜所谓的癌症，只要自己不得就行了。但是，最终还是禁不住同学的诚心邀请，所以请假往视。在治疗进展到十天左右的时候，因为忙，没有顾得上给出进一步治疗方案。

我同学，即患者的孙女，开始自己想办法做治疗方案，并发给我，我只做了稍微的修改，方案如下：

【爷爷身体改善方案】

（1）用药方面

汤药：（饭后一天三次，一次一袋）。

慈丹胶囊（轻则饭后一天三次，一次五粒；重则按说明一日四次）。

疼痛：①轻、中度疼的情况下，用莱茵片止痛；②重度疼痛的情况下，用羟考酮（单独使用）。

注意：尽量不吃吗啡！！！

汤药方子：

柴胡 10 克	黄芩 15 克	红参 10 克	法半夏 9 克
生姜 15 克	茵陈 15 克	枳壳 10 克	红枣 15 克
桂枝 10 克	白芍 15 克	生地黄 20 克	补骨脂 20 克
半枝莲 15 克	乌梅 15 克	木香 10 克	茯苓 20 克
白术 10 克	炙甘草 10 克	姜黄 10 克	鳖甲 10 克
白花蛇舌草 10 克			

慈丹胶囊：化瘀解毒，消肿散结，益气养血，止疼。

目前重点：稳定爷爷病情，吃好、睡饱、排便通畅、心情愉快。

下一步计划：稳定病情，根据爷爷改善情况，调整中药配方，不再依赖止痛片。

特别注意：本周是病情重点关注时期，希望大家提起精神！

（2）饮食方面

尽量多吃蔬菜、木耳、蘑菇，圆白菜有助于消化，适当以醋为佐料（有利于胆囊疾病）。爷爷喜欢吃什么，就做什么。但不宜不吃生冷、太过辛辣、油腻太过的食物。

三餐多样化，保证新鲜，可以中午在外用餐（用餐涉及的费用可以家人一起商量共同承担）。

（3）心情状态

①多陪伴，聊天逗乐，分散对疼痛的注意力。

②多听喜欢听的音乐，音乐有止疼效果；可选用《蓝色多瑙河》《草木青青》《绿叶迎风》《一粒下土万担收》等角调式音乐曲目，轻松愉快，有升发之性，以调节肝胆的疏泄功能，促进人体气机的升发条畅。

③尽量每天都能遛弯1～2次。

④通过看书、手机等娱乐方式保持好心情。

总之，一家人齐心协力，多沟通，多交流，一起商量，共同与逆境作斗争，一切都会好起来的！

这个方案，虽然是一个医学小白写的，但是从医生的专业角度看，还是非常可取的，也可以看出同学的一番孝心。

 ## 9. 为什么要听音乐

在做计划的时候，同学其实没有考虑使用音乐，但是按照中医的理论，情志是导致癌症的重要因素。而且在跟患者接触的过程中，发现患者情志方面也并不是非常好，而且音乐有很好的止疼作用。

当问及患者喜欢听什么样的音乐时，同学直接回复我说，爷爷不喜欢听音乐。这个事情其实就暴露出了患者的一个致命缺陷。音乐之所以需要，是因为人有各种情志郁结，有不中不和的气血状态，所以需要用音乐来调节。

音乐的治疗作用，其实就是调节人体的阴阳平衡，所以《中庸》说"喜怒哀乐之未发，为之中；发而皆中节谓之和"。中和就是中国人追求的最高境界，而治疗疾病，特别是性格因素、情志因素很重的疾病，比如癌症，调节情志就是至关重要的。

在选音乐的时候，有几大原则，首先是坚持五行原则，因为角徵宫商羽各有各的用途，当然中国的五阶音乐与现代的七阶有一定的区别，但是总体上还是可以对应上的。

肝癌患者，平时的气场肯定是杀伐决断的，肯定是奋发的，是发扬蹈厉的，所以必须要用一些柔和的音乐加以调和，比如用商声的音乐。商为金，克木，能够使木得到很好的舒畅，不至于太过或不及。

当然，还有一种选音乐的方法就是通过患者的喜好。一般来说，人都会喜欢对自己身心有利的音乐，但是这是在健康的状态下，在疾病或者身体变差的时候，人一般都是喜欢自己平时不喜欢的音乐，这也是判断事物对人体是否有利的一个标准，人体的本能比人体的智力、大脑有的时候更加精准。

学中医 用本草